この一冊で全身攻略！

救急での異物除去

千代孝夫【編】

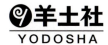
YODOSHA

謹告

　本書に記載されている診断法・治療法に関しては，発行時点における最新の情報に基づき，正確を期するよう，著者ならびに出版社はそれぞれ最善の努力を払っております．しかし，医学，医療の進歩により，記載された内容が正確かつ完全ではなくなる場合もございます．

　したがって，実際の診断法・治療法で，熟知していない，あるいは汎用されていない新薬をはじめとする医薬品の使用，検査の実施および判読にあたっては，まず医薬品添付文書や機器および試薬の説明書で確認され，また診療技術に関しては十分考慮されたうえで，常に細心の注意を払われるようお願いいたします．

　本書記載の診断法・治療法・医薬品・検査法・疾患への適応などが，その後の医学研究ならびに医療の進歩により本書発行後に変更された場合，その診断法・治療法・医薬品・検査法・疾患への適応などによる不測の事故に対して，著者ならびに出版社はその責を負いかねますのでご了承ください．

巻頭言
― ERの机の上に一冊 ―

「異物除去のマニュアル本」を出版しようと考えた理由は，この領域の特徴として，対処法を知っているか知らないかで診療の経過に大きな差があり，かつ適切な指導が得られないことが多い領域であると，痛感しているからです．

例えば，ネイルガンで脛骨に打ち込まれた釘を抜くときの注意点，直腸に挿入された巨大な人参やコーラ瓶を抜くコツ，血管内へ迷走したカテーテル断端を除去する方法を知っている上級医は稀です．そして，正しい対処が行われれば外来レベルで迅速に解決され帰宅可能となる一方，そうでないとオタオタする医者に患者は振り回されます．

その対処法の伝達には，文章だけで理解させることは困難で，具体的なハウツーのわかるビジュアル本が必須です．そして「この一冊にすべてが網羅されている」ことが便利です．すべてが網羅され，ビジュアルでわかりやすい，こんな本が欲しかった！と，喜んでいただくのが本書を編纂した目的です．

内容としては，一般的な救急施設において，研修医やプライマリ・ケアの医師が知っておくべき基礎的な異物除去の知識と手技から，通常は専門医以外は行わないものまでも記載しています．

項目としては，消化管異物として，食道異物，胃内異物，小腸異物，直腸異物，呼吸器では，咽頭，口腔から気管支まで，そして，皮下・爪下異物，骨内異物，耳内異物，鼻内異物，眼内異物，膣内・泌尿器異物，血管・心腔内異物，までを網羅しました．

手技の解説は写真を多用し，わかりづらいところは図で解説するなど，除去の方法が具体的にわかるようにし，多様な状況にも対処できるように異物の質による対応の差や複数の手法，上手くいかない場合の次の方法までも記載しています．

また，基本的な手技の解説以外に「状況の評価や考え方」「リスクマネジメント」「do not」「常識の嘘や変遷」から「失敗して，苦労して，やっと成功！」というような攻略法や苦労話も入っています．その他にも，除去後の説明や管理のしかた，他科紹介の判断までも含めました．

執筆者としては，現場で活躍中のベテランの先生に書いていただき，各執筆者の経験談やコツやノウハウ，注意点もコラムとして掲載しています．ベテランのこういう話はさまざまなケースに対応できるために非常に参考になります．

こういった書物は意外にありません．全国のERやICUに本書が一冊置かれ，日常の臨床に役立つことが夢です．ぜひとも設置をお願いします．

2016年9月

野崎徳洲会病院救急科救急センター長

千代孝夫

この一冊で全身攻略！
救急での異物除去

巻頭言 ―ERの机の上に一冊― ……………………………………………………千代孝夫

第1章　消化管　　10

A 総論：消化管異物の特徴と診察の進め方　……………池田光憲，大西光雄，嶋津岳士　10

B 各論：除去手技の実際

1. 食道異物 ………………………………………………………川野誠司，岡田裕之　20
2. 胃内異物 ……………………………………………山本龍一，加藤真吾，屋嘉比康治　29
3. 小腸異物 ……………………………………………福嶋友一，葉 季久雄，中川基人　37
4. 直腸異物 ………………………………………………………………木内俊一郎　45

本当にあったこんな異物

- 消化管内義歯異物のいろいろ　18
- 内視鏡以外の異物除去法①（食道：バルーン法）　19
- 内視鏡以外の異物除去法②（胃，食道：磁石法）　19
- いろいろな食道異物：25〜27
　①ブリッジ／②コード留め／③薬剤ヒートシール／④"見えない"キーホルダー／⑤ゲーム用コイン／⑥タイの骨
- フライドチキンによる食道穿孔　27
- 義歯による食道穿孔　28
- ボタン電池による食道潰瘍形成　28
- いろいろな胃内異物：33〜35
　①髪留め／②10円玉／③大きな乾電池／④多数のヘアピン／⑤針金／⑥ネジ
- 巨大な胃内異物：36
　①ケーキ用ヘラ／②30cm長の留め具
- どんなに鋭いものでも噛み砕く乳児　44
- きれいなボタン電池と腐食ボタン電池　44
- 直腸異物：コップ　53
- 歯科治療中の誤食（義歯とリーマ）　53

第2章　呼吸器　　千代孝夫　54

A 総論：呼吸器異物の特徴と診察の進め方　………………………………………………　54

B 各論：除去手技の実際

1. 窒息時の緊急処置（ハイムリック法）………………………………………………　62
2. 喉頭・口腔内異物 ……………………………………………………………………　65
3. 気管内・気管支内異物 ………………………………………………………………　70

- 民間伝説の危険性（掃除機を突っ込め）　64
- 異物除去時の介助　64
- 咽頭異物：義歯を力づくで除去した例　68
- のど詰まりの原因には何でもあり：海苔・包み紙・銀紙　69
- 主気管にある異物？　75

第3章　皮下・爪下
上田晃一，赤松　順，塗　隆志　76

A 総論：皮下・爪下異物の特徴と診察の進め方　76
B 各論：除去手技の実際
　1．皮下異物　85
　2．爪下異物　97

- 皮下に刺入したシャープペンシルの芯　82
- 折れて皮下に遺残したミシン針　82
- 抜去困難な指輪：83
　①ワイヤカッターが有用／②切断のコツ
- 鉄製のナットの抜去困難　84
- ネイルガンでの刺入（浅かった）　94
- いろいろな皮下異物：95
　①木片／②ガラス
- 皮下に刺入したフロントガラス　95
- 皮下に刺入した釣り針：96
　①貫入法による除去／②3本の針をもつ例
- 釣り針の上眼瞼への刺入　96
- ネイルガンによる釘の刺入　99
- 業務用ミシンでの縫製中に指に刺入した針　100

第4章　筋骨格系
田島康介　101

A 総論：筋骨格系の異物の特徴と評価のしかた　101
B 各論：除去手技の実際　105

- 下顎角から刺入した植木用支柱　104
- 靴裏を破って刺入した鍬の歯　104
- 左前腕鉄柱の刺入　112
- 脛骨に刺入されたネイルガン　112
- ネイルガンの刺入の注意点　113
- 足背に刺入された鋲　113

第5章　耳内　　　　　　　　　　　　　　　　　　　　　　　　　　　　　　　　　五十嵐良和　114

A 総論：耳内異物の特徴と診察の進め方　　　　　　　　　　　　　　　　　　　114
B 各論：除去手技の実際　　　　　　　　　　　　　　　　　　　　　　　　　　120

本当にあったこんな異物
- 耳内異物（昆虫）　129

第6章　鼻内　　　　　　　　　　　　　　　　　　　　　　　　　　　　　　　　　鈴鹿有子　130

A 総論：鼻内異物の特徴と診察の進め方　　　　　　　　　　　　　　　　　　　130
B 各論：除去手技の実際　　　　　　　　　　　　　　　　　　　　　　　　　　134

本当にあったこんな異物
- 子どもが鼻腔内に挿入したもの　133
- 摘出に便利な鼻内鉗子　141

第7章　眼内　　　　　　　　　　　　　　　　　　　　　　　　　　　　　　　　　小菅正太郎　142

A 総論：眼内異物の特徴と診察の進め方　　　　　　　　　　　　　　　　　　　142
B 各論：除去手技の実際
  1．眼表面異物（結膜，角膜異物）　　　　　　　　　　　　　　　　　　　　　150
  2．眼内異物（眼球内，眼窩内異物）　　　　　　　　　　　　　　　　　　　　155

本当にあったこんな異物
- 眼球に刺入した釣り針　149
- 眼球に刺入した鉄線　160

第8章　膣内　　佐藤正人　161

- **A 総論：膣内異物の特徴と診察の進め方** …………………………………… 161
- **B 各論：除去手技の実際** ………………………………………………………… 167

第9章　泌尿器　　新垣義孝　174

- **A 総論：泌尿器科異物の特徴と診察の進め方** ………………………………… 174
- **B 各論：除去手技の実際**
  - 1．膀胱異物 ………………………………………………………………………… 179
  - 2．尿道異物 ………………………………………………………………………… 183

> **本当にあったこんな異物**
> - 陰茎に装着された"コックリング"① 178
> - 陰茎に装着された"コックリング"② 187

第10章　血管内・心腔内　　佐藤仁思，岡本洋史　188

- **A 総論：血管内異物の特徴と診察の進め方** …………………………………… 188
- **B 各論：除去手技の実際** ………………………………………………………… 193

> **本当にあったこんな異物**
> - 血管内に迷入したCVカテーテル 195

索引 …………………………………………………………………………………………… 196

執筆者一覧

◆ 編　集

千代孝夫	野崎徳洲会病院 救急科

◆ 執　筆（掲載順）

池田光憲	大阪大学医学部附属病院 高度救命救急センター
大西光雄	大阪大学医学部附属病院 高度救命救急センター
嶋津岳士	大阪大学医学部附属病院 高度救命救急センター
川野誠司	岡山大学大学院 医歯薬学総合研究科 消化器・肝臓内科
岡田裕之	岡山大学大学院 医歯薬学総合研究科 消化器・肝臓内科
山本龍一	埼玉医科大学総合医療センター 消化器・肝臓内科
加藤真吾	埼玉医科大学総合医療センター 消化器・肝臓内科
屋嘉比康治	埼玉医科大学総合医療センター 消化器・肝臓内科
福嶋友一	平塚市民病院 救急科
葉 季久雄	平塚市民病院 救急科・救急外科
中川基人	平塚市民病院 外科
木内俊一郎	田附興風会医学研究所 北野病院 救急部
千代孝夫	野崎徳洲会病院 救急科
上田晃一	大阪医科薬科大学 形成外科学
赤松　順	近森病院 形成外科
塗　隆志	大阪医科薬科大学 形成外科学
田島康介	藤田保健衛生大学病院 救急科
五十嵐良和	おひさま耳鼻咽喉科
鈴鹿有子	金沢医科大学病院 耳鼻咽喉科
小菅正太郎	昭和大学病院附属東病院 眼科
佐藤正人	田附興風会医学研究所 北野病院 小児外科
新垣義孝	沖縄県立中部病院 泌尿器科
佐藤仁思	倉敷中央病院 救命救急センター
岡本洋史	聖路加国際大学 救命救急センター

この一冊で全身攻略!
救急での異物除去

第1章 消化管

A 総論

消化管異物の特徴と診察の進め方

池田光憲, 大西光雄, 嶋津岳士

消化管異物は日常臨床でしばしば遭遇する病態である. その対処に際しては, 異物の存在部位や性質, 緊急性の有無などを考慮して適切な方法を選択する必要がある. また, 乳幼児や高齢者の誤飲を背景とすることが多いため, 再発防止のために家族や保護者に指導をすることも重要である.

概要

1) 背景

- 消化管異物は, 経路により**経口的異物**と**経肛門的異物**に分類され, 経口的異物が圧倒的に多い.
- 全体の約95％は**誤飲**などの不慮の事故で, **大半は5歳以下の乳幼児**である. 乳幼児は身近なものを何でも口に入れてしまう危険な時期である（図1）.
- **乳幼児**の誤飲は医薬品, タバコ, 玩具, 硬貨, ボタン電池などの家庭用品が多い（図2）.
- タバコは喫煙率の低下や誤飲防止対策により徐々に減少傾向にある. 一方で新たに高吸水性樹脂製品などの誤飲が問題となっている（memo①）.

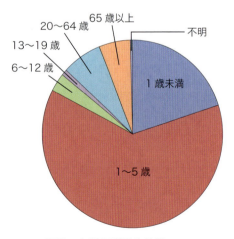

図1 ● 誤飲の年齢層別発生件数
（中毒情報センター2014資料に基づき作成）

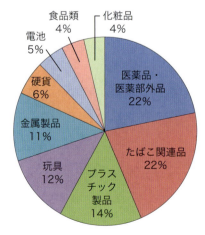

図2 ● 家庭用品等における小児誤飲の原因別上位品目
（平成25年度厚生労働省報告書より抜粋）

- **高齢者**では身体機能や判断能力の低下，認知症などにより誤飲のリスクが高くなる．PTP（pass through package）シートや義歯，食物塊の割合が多い．容器の取り違えや誤認により，灯油などの石油製品，洗浄剤，農薬などの中毒性物質を誤飲するケースもある．
- 若年者や成人における**故意**による異物の発生件数が増加している．最近の調査では，13〜64歳の約3割が**自殺企図**によるものであった．また，違法薬物を意図的に飲み込む"body packing"などの特殊なケースも報告されている（memo②）．
- 経肛門的異物は性的活動性が高い若年者に比較的多くみられる傾向にある．

> **memo**
> ①**高吸水性樹脂製品**：最近，高吸水性樹脂製品の誤飲による消化管閉塞の事例が報告されている．高吸水性樹脂はポリアクリル酸ナトリウムなどを主成分とし，水を吸収してゼリー状に膨張する性質を有する（図3）．植物栽培用，芳香剤，玩具，紙オムツなど多岐に使用されており，消化管が細い乳幼児が誤飲すると消化管閉塞をきたす可能性がある．カルシウムやマグネシウムなどの2価の金属イオンの存在下では膨潤しにくいため，牛乳やイオン飲料を飲ませるとよい．
> ②**body packing**：違法薬物を密輸目的でコンドームなどの袋に入れて飲み込む行為は"body packing"とよばれている．空港や入国後間もなく発見されることが多い．袋に破損が生じた場合には違法薬物による中毒症状を呈するので注意を要する．

2）消化管異物の特徴

　異物の種類はさまざまであるが，まず緊急性の有無を区別して考える必要がある．つまり，緊急性の高いものには，①消化管壁を損傷する可能性がある鋭利な異物，②消化管壁を閉塞する可能性がある大きな異物，③内容物が消化管内に漏出すると人体に重篤な影響を生じうる有毒性の異物，が含まれ，これらは原則的に摘出術の適応となる．

　病歴や症状を明確に訴えることのできる場合は診断が比較的容易であるが，乳幼児や自覚が乏しい高齢者などでは，しばしば診断に難渋する．

　口腔からの経路では，義歯，食塊物（肉片や魚骨など）や医薬品，タバコ，化粧品，洗浄剤，乾燥剤，電池などの身近な日用品が多い（図4A〜C）．一方，経肛門的な経路は，性的

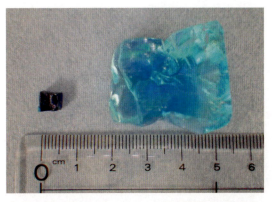

図3 約40倍に膨張したゼリー状の高吸水性樹脂製品

刺激の目的で故意に挿入されるケースが多く，瓶類や性的玩具などの割合が多い（図4D）．

自然に排泄されることも多いが，異物の種類によっては消化管の粘膜障害や閉塞・出血・穿孔などの重篤な合併症を引き起こす可能性がある．異物の存在部位や性質（鋭的，有毒性，長尺物，膨張性，磁力）などを総合的に判断する必要がある．

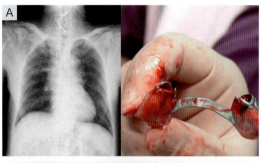

例A　義歯
82歳，男性．誤って義歯を飲み込み来院．義歯は食道入口部に停滞していた．喉頭鏡下に除去したが，食道損傷と縦隔炎を併発した

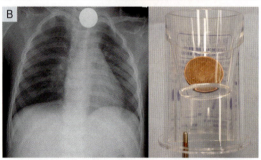

例B　10円玉硬貨
1歳，男児．遊んでいて10円玉を誤飲して来院．バルーン付きカテーテルにて除去した

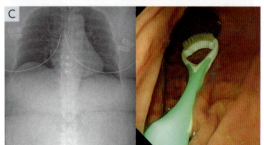

例C　舌ブラシ
39歳，女性．精神疾患があり，意図的に舌ブラシを飲み込み来院．X線では先端ブラシのみが非透過性であった．内視鏡下に摘出した

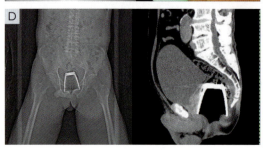

例D　ガラスコップ
63歳，男性．性的刺激の目的で自己で肛門に挿入し，抜けなくなって来院．経肛門的に除去できず，開腹術を要した

図4　さまざまな消化管異物の自験例

> **memo** 【特に注意すべき異物】
> ③ボタン電池：消化液に接触して通電すると，陰極で水素イオンが発生し早期から電池の腐食を引き起こす．さらに内容物であるアルカリが漏出して局所的な熱損傷を引き起こし，粘膜のびらんや潰瘍，穿孔などの組織障害を惹起する．食道・胃に停滞している場合はすみやかに摘出しなければならない．すでに小腸に移行した場合は，電池が一カ所に停滞しにくくなるためリスクは低いとされ，緩下剤の投与などにより排出を促し慎重に経過を観察する（図5）．

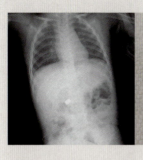 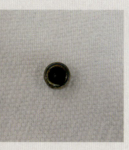

図5 ● ボタン電池
1歳，男児．ボタン電池を誤飲して30分後に来院．来院後，直ちにマグネット付きカテーテルで除去したが，電池はすでに腐食が始まっていた

> ④磁石（複数個）：消化管壁を介して引き合い，圧迫壊死により穿通・穿孔，瘻孔形成をきたしうるため，このような状況が示唆される場合には摘出術の適応となる．

病態と病態に関連する基礎知識

　消化管異物の存在部位は，上部消化管（食道，胃）が圧倒的に多い．しかし，各部位に特有の病態について理解を深めておく必要がある．

1）食道

- 食道は3つの生理的狭窄部位（咽頭食道接合部，気管分岐部，食道胃接合部）を有し，ある程度の大きさの異物はこの部分で停滞する可能性が高い．**消化管異物の約70％は食道に停滞する．**
- 異物の性質によって停滞部位は一定の傾向をもつ．例えば，**PTPや魚骨などの鋭的異物は上部に，食物塊などの鈍的異物は中下部に停滞しやすい．**
- 食道は漿膜を有さないため，鋭的異物などが食道外へ穿通・穿破した場合は縦隔炎や膿胸など重篤な合併症を引き起こす．**原則的にすべての食道異物は摘出術の適応となる．**
- 食物塊の停滞には，逆流性食道炎に続発する良性狭窄や術後狭窄，腫瘍など，**器質的病変が隠れている場合がある．**

2）胃

- 噴門を通過して胃内に落下した異物の約80〜90％は肛門から便とともに排泄される．しかし，**大きな異物や長さが5 cm以上の長尺物などは幽門を通過しない可能性がある．**
- 多くは無症状であるが，胃内に長期間に停滞した場合は，悪心・嘔吐や腹部膨満などの閉塞症状をきたすことがある．また，**ボタン電池**は胃液による腐食のために化学的な組織障害を引き起こす（memo③）．

3) 小腸・大腸

- 小腸まで進んだ異物は多くは自然に排泄されるため，原則的に経過観察でよい．排出までの時間は，多くは2～3日であるが，1週間程度かかることもある．
- バウヒン弁を通過せず閉塞症状を呈することや，鋭的異物の穿通による腹膜炎症状などをきたすことがある．排便ごとにその内容を確認し，排出を確認するまでは腹膜炎などに注意が必要である．

4) 直腸・肛門

- 異物の侵入経路は経口的あるいは経肛門的であり，大半は**経肛門的経路**である．
- 経肛門的な異物は，注腸検査や大腸内視鏡検査などの医原性偶発的なものを除くとほとんどは**性的行為**に伴うものであり，来院時の主訴は腹痛，腹部膨満，下血，便秘，肛門部痛などさまざまである．
- 異物が仙骨前面と肛門管とで固定されたり，局所の粘膜浮腫や括約筋の痙攣を引き起こすことが摘出を困難にさせる．
- 魚骨などが直腸・肛門粘膜に刺さり，局所の膿瘍として発症することがある．

診察・検査の前にすべきこと

「食道がつかえる感じがする」という患者の主張を無視してはならない．また，自ら経緯を伝えることができない乳幼児や高齢者，知的障害者などでは，しばしば診断が困難となる．異物の可能性を疑うことが診断の第一歩となる．

摘出処置が必要と予測される場合は，バルーンカテーテルやマグネットカテーテル，消化管内視鏡など，事前に必要な物品を準備しておく．

乳幼児など安静を保てない患者では，鎮静薬の投与や全身麻酔などを要することがある．また，異物の気管内迷入による窒息などの不測の事態に備えて，気道管理や蘇生処置セットの準備ならびにスタッフの招集をしておく．

身体所見・症状とその評価

1) 基本的な症状

身体所見・症状は存在部位により異なる．食道異物の場合は，咽頭の違和感や嚥下障害，胸痛など比較的はっきりとした症状として現れることが多い．心筋梗塞の痛みに似ていることもある．また，食物塊など大きな異物が閉塞している場合は唾液やよだれを伴う．胃以遠に到達した異物は多くは無症状で自然排泄が期待できるが，少しでも症状を有する場合は決して安

易に帰宅させてはならない．何らかのリスクがあると判断される場合には，入院のうえ重篤な合併症の出現に注意しながら慎重に経過観察を行う．

2) 注意すべき兆候

- 食道異物が長期に停滞したり，腐食性の粘膜障害をきたした場合には，縦隔炎や膿胸，食道気管瘻など重篤な合併症をきたすため，発熱などの軽微な感染兆候も見逃さないようにする．
- 胃以遠における鋭利な異物では穿通・穿孔により腹膜炎を引き起こすことがあり，発熱や腹痛症状の有無に注意を払う．経過中にこれらを認めた場合は**緊急手術の適応**となる．
- 肛門異物の場合，来院前にさまざまな摘出努力により直腸肛門粘膜がすでに著しく損傷していることがある．腹膜炎兆候の有無など，慎重に診察する．強い痛みを伴っている場合には，安易に引き抜こうとしてはならない．

問診のポイント・患者対応

1) 患者からの問い合わせ・搬入依頼時

誤飲した異物の種類によっては，むやみに催吐をさせないように指導する．

 石油製品，有機溶剤，強酸・強アルカリ，鋭的・針状異物などは催吐は禁忌である！

- 乳幼児の場合，実際には「子どもが手に持っていたものがなくなっており，見つからない」といった問い合わせが圧倒的に多い．決して誤飲・誤食はないと断言せず，少しでも疑いがあればすみやかに受診するように指示する．
- 受診の際には，誤飲した（と思われる）ものと同様のものを持参するように指示する．異物の大きさや形状など診断の際に有力な情報となる．

2) 来院後

- 保護者が慌ててパニック状態に陥っている場合，まず落ち着くように説明し正確に情報を収集する．
- 表1のチェックリスト項目を参考に要点を整理して病歴を聴取し，緊急性の有無を判断する．

表1 ● 問診時のチェックリスト

✓ 呼吸は正常にできているか？
✓ 誤飲した人の年齢は？
✓ 誤飲した時刻は？
✓ 異物の種類は？ 成分は？（有毒物，膨張物，磁力などは含まれていないか？）
✓ 異物の大きさ，長さ，形状は？（鋭利なもの，あるいは長尺物は含まれていないか？）
✓ 自覚的あるいは他覚的な症状は？
✓ 嘔吐をしたか？ あるいは意図的に除去を試みたか？

- 直腸・肛門異物の場合は多くが性的行為に伴うものであり，羞恥心から自発的に病歴を話したがらないことも多い．十分な配慮をもって，場合によっては個別に対応する．また，暴行や強姦などの可能性も念頭に置く．

行うべき検査と検査所見

時間的経過や予想される異物の介在部位によりアプローチは異なる．

1）X線検査

- 異物の形状や位置，大きさ，数をはっきりさせるのに有力な手がかりとなる．消化管異物の約90％はX線非透過性であるが，PTPシートや魚骨，プラスチック製品などのX線透過性物質の場合は，診断が困難なことがある．

 誤飲したものと同型品の持参があれば，体表に置いて一緒に撮影するとよい．異物の形状や透過性の有無など，診断の参考となる．

- 本人から十分な病歴が聴取できず異物の存在が不明の場合は，可能な限りX線撮影で確認を行う．
- 咽頭や頸部食道を含んだ胸部や腹部のX線を組合わせて撮影する．乳幼児ではたいてい大型フィルム1枚で撮影できる．気管異物との鑑別には側面像も有効である．

2）CT検査

- 鋭利な異物や長尺物，化学的損傷をきたしうる異物など，特に合併症のリスクが高い場合には必要不可欠である．症状を有する場合は，縦隔炎や腹膜炎，腸閉塞などの重大な合併症を念頭に読影を行う．

3）透視・食道造影検査

- X線やCT検査で診断がつかない透過性異物などの場合に考慮する．造影剤はバリウムを用いると後に内視鏡処置を行うときに異物の確認が困難となることがあるので，ヨード系水溶性消化管造影剤（ガストログラフィン®）などを選択する．
- バルーンカテーテルやマグネットカテーテルによる除去手技は透視下に行うのが望ましい．

4）消化管内視鏡検査

- 摘出を行う場合以外にも，化学的損傷をきたす危険性がある場合や長時間停留した異物などでは，消化管粘膜の状態を確認するために内視鏡による観察を考慮する．

患者への説明・予防対策

原則的に異物の誤飲が疑われる場合はすみやかに医療機関を受診するように指導する．また，乳幼児や高齢者においては再発防止のために家族や保護者に教育・指導を行う．

1) 乳幼児に対する注意

- コインやタバコ，医薬品など，誤飲しやすいものは手の届かないところに保管する．
- 玩具の部品やボタン型電池などは容易に外れないようにしっかり蓋をする．
- 小型電池を使用する電子機器は，電池室を簡単に開かない構造になっているJIS規格製品を用いる（海外製品でこの規定が遵守されていない場合がある）．

> **memo　【乳幼児に対する誤飲防止対策】**
> ⑤ **CRSF包装**：CRSFとは，child resistant & senior friendly packaging の略．乳幼児が誤って容器を開けて医薬品を飲むことができないよう容易に開けられない工夫がされている一方で，高齢者でも取り出せるように設計されている．
> ⑥ **誤飲防止チェッカー（図6）**：直径39 mm，最大奥行き51 mmの円筒で，3歳児の口腔サイズと同様に設計されている．
> この円筒に入るものは誤飲の恐れがある．

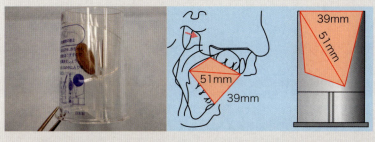

図6　誤飲チェッカー
（右図：日本家族計画協会（社）より引用）

2) 高齢者に対する注意

- 認知症や脳血管障害患者，義歯装着者はリスク因子となるため，家族や介護者はより注意を払う必要がある．
- 洗剤や乾燥剤，家庭内の化学用品は目の届かないところに保管する．また，誤認しないよう必ず食品とは区別して保管し，ペットボトルなどの食品用の容器などにも移し替えない．
- PTPシートは1錠ずつ切り離さない．

> **memo**　2011年には，看護師がハサミで切り離したPTPシートを誤飲した高齢者が死亡する事故が発生している．

- 食事塊による閉塞をくり返すエピソードの場合は，ゆっくり咀嚼するよう指導する．また，閉塞の原因となりうる基礎疾患の検索を行う．

文献

1) 赤松康次，他：異物摘出術ガイドライン．「消化器内視鏡ガイドライン第3版」(日本消化器内視鏡学会/監修)，医学書院，pp206-214, 2006
2) 「急性中毒標準診療ガイド」(日本中毒学会/編)，じほう，2008
3) 仁科雅良，他：消化管異物に対する診断と治療方針．日本腹部救急医学会雑誌，19：13-54, 1999
4) 上原正義，他：内視鏡的に摘出した上部消化管異物104例の臨床的検討．日本消化器内視鏡学会雑誌，52：1243-1249, 2010
5) 山本龍一，他：消化管異物83例の臨床的検討．埼玉医科大学雑誌2010；37：11-14, 2010
6) 厚生労働省．平成25年度 家庭用品等に係る健康被害病院モニター報告書
7) 公益財団法人 日本中毒情報センター 2014年 年報受信報告書
8) Webb WA：Management of foreign bodies of the upper gastrointestinal tract. Gastroenterology, 94：204-216, 1988
9) Eisen GM, et al：Guideline for the management of ingested foreign bodies. Gastrointest Endosc, 55：802-806, 2002
10) Lai AT, et al：Risk factors predicting the development of complications after foreign body ingestion. Br J Surg, 90：1531-1535, 2003

消化管内義歯異物のいろいろ

消化管には多くの義歯が落ち込む．食事中に飲み込むことが多い．
形がさまざまであるため，患者に形状をスケッチしてもらうと手技が施行しやすい．

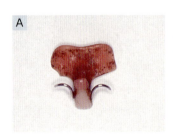
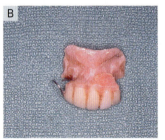
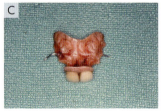
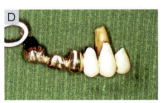
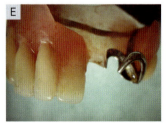

内視鏡以外の異物除去法①（食道：バルーン法）

　内視鏡による除去がさまざまな理由で不可能な場合（機材，人員，家族の希望），辺縁が平滑で食道にある場合は，尿カテーテル（フォーリーカテーテル）を使用しての除去も可能である．透視下での施行が異物の移動や適正なバルーンの膨らみが把握できて便利である．写真Cは，硬貨除去のメカニズムを示す．嘔吐した場合，吐物の中に異物が紛れ込んでいることがあるので注意する．

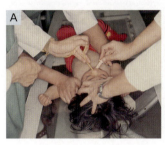
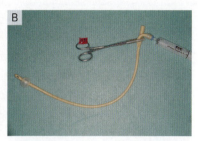
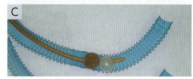

内視鏡以外の異物除去法②（胃，食道：磁石法）

　胃内でも食道でも，磁石に接着可能な物質では，磁石に接着させて除去することもできる．写真Bは発売されている市販品の磁石である．写真Cはボタン型電池除去のメカニズムを示す．必ず事前に異物と同じ物質を用いて接着することのチェックが必要である．操作途中で外れる場合も多く，同じく吐物への紛れ込みに注意する．

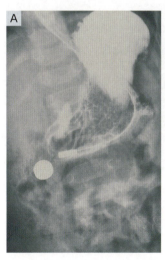
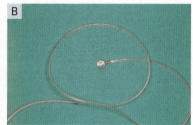
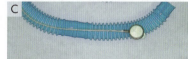

第1章 消化管

B 各論：除去手技の実際

1. 食道異物

川野誠司, 岡田裕之

食道異物とは下咽頭・食道に異物が停滞する状態を指し，形状や大きさ，種類などさまざまであり，消化管異物全体のうち最も多いとされている[1)2)]．除去手段としては内視鏡を用いることがほとんどであり，消化器内視鏡医が比較的高頻度に遭遇する病態の一つである．本稿では主に消化器内視鏡を用いた食道異物除去の適応と手技のコツ，困難例に対する対策などについて解説する．

概要

食道異物を健常成人が発症することは稀で，3歳以下の乳幼児や認知症を有する高齢者，精神疾患患者に加え，何らかの理由により食道狭窄をきたしている患者に多く発症することを踏まえ，異物の種類により緊急性の有無について判断する．「消化器内視鏡ガイドライン第3版」（医学書院）によると緊急に摘出を要する異物の条件として，「そのまま放置すると消化管に対して重大な影響を及ぼす危険性があると判断される場合」と記載されており[3)]，食道異物においては主として以下のものが該当すると考えておくとよい．

①消化管壁を損傷する可能性がある**形状が鋭利な異物**：有鈎義歯，PTP，魚骨，針，爪楊枝など
②消化管を閉塞する可能性がある**大きな異物**：食物塊など
③**毒性のある内容物を含有**し，消化管内に排泄されると人体に有害な影響を及ぼす可能性がある異物：乾電池，ボタン電池など

消化管に停滞しても人体に影響のない比較的小さな異物（コイン，パチンコ玉，ボタン，ビー玉など）であれば自然排泄を期待して経過観察してもよいとされているが，自然排泄されるまでに長時間を要すると判断される場合や自覚症状が強い場合には可及的すみやかに摘出を考慮すべきである．

準備するもの

内視鏡は通常スコープでほとんど事が足りるが，乳幼児においては経鼻用スコープも準備しておく．回収用処置具としてはV字鰐口鉗子（図1），三脚（五脚），回収ネットなどを用意す

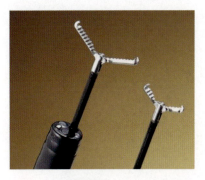

図1● V字鰐口鉗子（オリンパス社）
開き幅が大きく，鰐口の部分で確実に対象物を把持できる

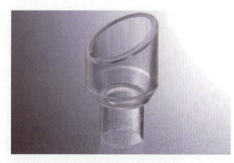

図2● ソフト広口口径フード（オリンパス社）
透明度が高く，柔らかいため視野確保に優れ，咽頭通過も比較的容易である．外径が18ミリと大きく，異物を完全にフード内に収納することができる

る．

　回収時の消化管損傷防止用として，オーバーチューブや内視鏡的硬化療法用のバルーンなども用いることがあるが，当科では広口ソフトタイプのフードを多用している（図2）．異物が小さいものであればESDに用いるアタッチメントでも代用が可能である．

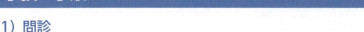

手技の手順

1）問診

　異物の種類，大きさ，存在部位によって難易度は大きく異なる．また詳細な問診の聴取のみで約80％の診断が可能との報告もあり[4]，可能な限り詳細に聴取することが大切である．特に**基礎疾患**（食道手術歴や内視鏡治療歴，狭窄病変の有無），**誤飲したと思われる時刻，自覚症状の有無**などの聴取が大切である．

2）画像検査

　異物の存在と位置確認の把握，穿孔の有無などを術前に評価する．金属類であれば単純X線のみでも容易に視認可能である（図3A，B）．一方，魚骨やPTPなど鋭利なものを誤飲しかつ症状が強く，穿孔の可能性がある場合には胸部単純CTまでは施行しておく必要がある[5]（図3c）．

3）鎮静

　乳幼児の場合鎮静は必須であり，異物が入口部付近に存在する場合や処置に長時間を要することが予想される場合には，**原則全身麻酔下で行うため小児科，麻酔科へのコンサルトが必須**である．成人においても処置に時間がかかる場合や頸部食道の場合は静脈麻酔薬を使用するほうが望ましい．

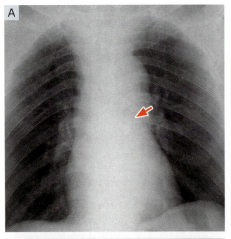
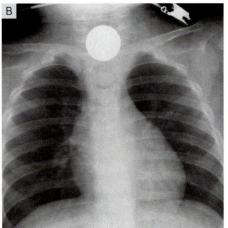
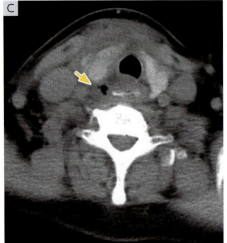

図3 ● 画像検査による異物の確認
A) 60歳代　義歯治療中の誤飲例
B) 1歳児　100円玉誤飲例
C) 50歳代　魚骨誤飲例
　　穿刺部周囲にFree airを認める（→）

4) 手技

❶ **形状が鋭利な場合**：広口口径フードをあらかじめ装着した状態でスコープを挿入し，異物を認めたら鰐口鉗子などでしっかり把持したうえで，フード内に鋭利な部分を可能な限り収納した状態でスコープごと回収する（図4A, B）．

❷ **形状が鈍な場合**：コインなど比較的大きいものは，回収ネットでしっかりと把持したうえで，送気をしながら管腔をできるだけ保ちつつ愛護的に抜去する．食道内での把持が難しい場合はスコープごと胃内へ落とし込み把持し直すこともある（図5A, B）．

　食物残渣において把持鉗子や三脚では回収の途中で崩れてしまう場合にも回収ネットを用いる．1回では完全に回収できない場合には誤嚥予防もかねてオーバーチューブを挿入しておくとよい．食道内で残渣を細かく分割できればスコープごと胃内に押し込むことも可能となる（図6A, B）．

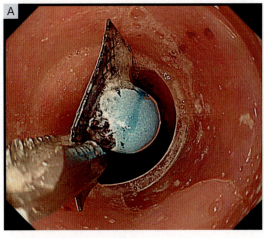
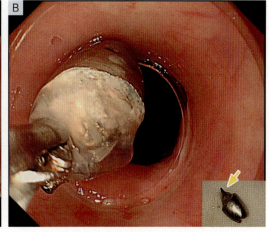

図4 鋭利な異物の除去例
A) 70歳代　PTP誤飲例　角の鋭利な部分を鉗子でしっかり把持し，フード内へ引き入れる
B) 60歳代　義歯治療中の誤飲例（図3Aと同一症例）鋭利な部分（→）を鉗子で把持し，フード内へ引き入れる

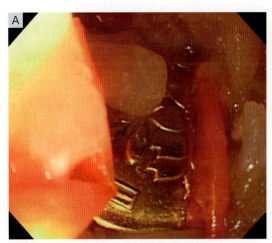
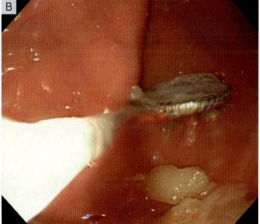

図5 100円玉誤飲例（図3Bと同一症例）
A) 食道内では残渣もあり，把持困難であった
B) 胃内へ落とし込むことで容易にネットでの回収が可能となった

・把持した異物が食道入口部付近ではずれ，気管内に落ち込むことは気道異物となり，窒息の恐れもあるなどより重篤となりうるため決してあってはならない．

・食物塊など鉗子で把持が難しい異物に対しては，内視鏡で持続吸引することでフード内に吸引して回収することができる．
・把持鉗子で異物を把持したら左第一，第二指で軽く鉗子を引っ張りながらスコープを抜去すると生理的狭窄部で引っかからず比較的容易に通過できる．

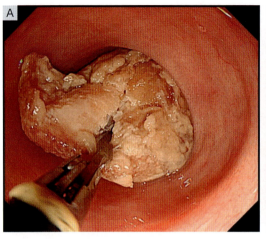 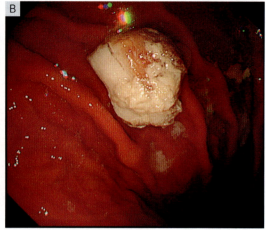

図6● 食道内で残渣の分割が必要だった例
A) 60歳代　食道ESD後．鶏肉が塊ごと狭窄部にはまり込んでおり，鉗子で分割させる
B) 同左症例　ある程度分割することでスコープごと胃内へ押し込むことが可能となった

うまくいかないとき

　食物残渣の場合には電気水圧衝撃波胆管結石破砕装置（EHL）を用いて粉砕したり，内視鏡治療に用いる高周波装置を用いてスネアにて分割したりする．一点で把持が困難な細長いものの場合には2チャンネルスコープの使用も検討する．

注意点・リスクマネジメント

　異物を摘出した後は再度スコープを挿入し，粘膜損傷の有無，出血の有無を確認する．
- **出血**：自然止血しない場合は直ちに内視鏡的止血術を行う．
- **粘膜損傷**：浅い場合は特に処置を必要としない．深い裂創を認めた場合には穿孔の有無を確認するためにCTなどの画像検査を行う．穿孔を認めた場合には直ちに入院加療とする．処置前には以上の可能性を含め前処置や手技全般に関するインフォームドコンセントを行い，文書にて同意を得る必要がある．

コンサルタントのタイミング

　内視鏡的に摘出困難と判断した場合にはすみやかに，成人の場合は耳鼻科・胸部外科・食道外科，小児の場合は小児外科にコンサルトする必要がある．特に口腔内の観察は内視鏡施行時のマウスピースをくわえた状態では困難である．

特に注目すべきコツや注意点

非挿管下で処置を行う際には誤嚥などのリスクに十分留意が必要である．手技に集中するあまりバイタルサインの変化などを見逃すことは決してあってはならない．緊急の場でこそ冷静に周囲を見渡すだけのゆとりをもつ必要がある．

文献
1) 加藤元嗣，他：緊急内視鏡の適応を決める症候・診断学．消化器内視鏡，18：1494-1498，2006
2) 山本龍一，他：消化管異物83例の臨床的検討．埼玉医科大学雑誌，37：11-14，2010
3) 赤松泰次，他：異物摘出術ガイドライン．「消化器内視鏡ガイドライン第3版」（日本消化器内視鏡学会/監修），pp206-214，医学書院，2006
4) 平林秀樹：食道・気道異物．日本気管食道学会会報，53：379-387，2002
5) 新谷裕，木内俊一郎：誤飲したPTPの診断にCTが有用であった3例．日本臨床救急医学会雑誌，13：664-667，2010

いろいろな食道異物：①ブリッジ

歯科治療中にブリッジの部分が脱落して飲み込んだ．
歯科治療中の大きな開口が，誤飲のトリガーになる．

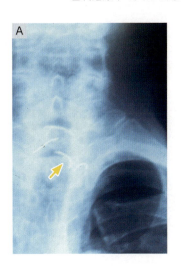
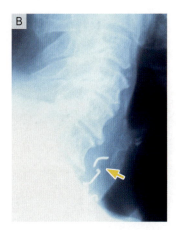
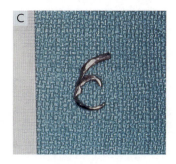

いろいろな食道異物：②コード留め

先端が鋭利な異物では，鈍な部分を口側に向けると，摘出が容易になり，摘出時の損傷が少なくなる．しかし，困難な場合も多い．

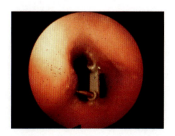

いろいろな食道異物：③薬剤ヒートシール

　放射線透過性のある物質の検出には，撮像機器が設置されていない施設では，造影剤を使用してのnegative shadowによる検出方法もある．

　写真Aは，ガストログラフィンを用いた薬剤ヒートシールの部分の"抜けた"像である．Bは内視鏡所見，CはCTによる所見である．

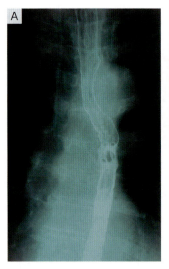
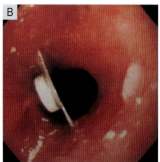
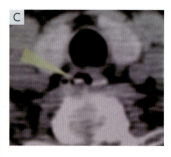

いろいろな食道異物：④"見えない"キーホルダー

　物質によっては，X線に透過性のある部分がある．このため，画像による異物の形状の同定については，即断しないことが必要である．

　AのX線写真では，円形のものに見えるが，実物はそれに大きな"手提げ"部分が付いている．このため，自然排泄は困難である．

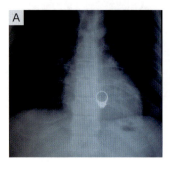
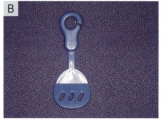

本当にあった こんな異物

第1章 消化管

いろいろな食道異物：⑤ゲーム用コイン

コイン型の異物は頻度としては非常に多い.
危険度の低い,対処しやすい異物ではある.

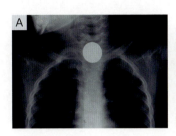
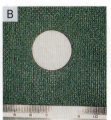

いろいろな食道異物：⑥タイの骨

消化管への魚骨の刺入のなかで,やっかいなのが"タイ"である.ウナギやサケは大丈夫である.

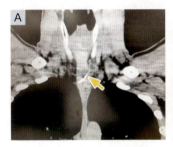
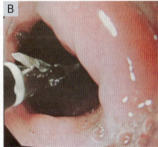
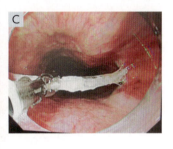

フライドチキンによる食道穿孔

中年男性が酔った勢いでフライドチキンを丸呑みした後,頸部食道で穿孔を起こし,側切開にて除去した.

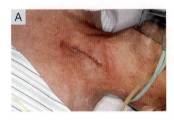
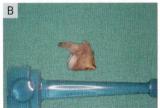

本当にあったこんな異物

義歯による食道穿孔

　義歯には"クラスプ"と呼ぶ先端が鋭利な留め具が付いている．これにより食道穿孔を発生したため頸部側切開により異物を除去した．

　ときには，内視鏡による乱暴な除去手技により穿孔が発生することもある．

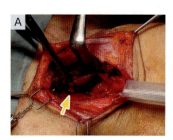
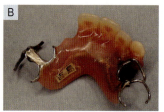

ボタン電池による食道潰瘍形成

　初診時に見逃されたため，24時間食道に停滞したボタン電池のために発生した食道潰瘍（A）．Bは，3週間後で治癒機転がみられる．

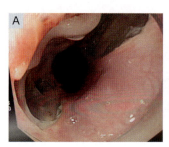
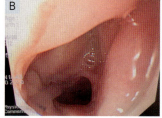

| 第1章 | 消化管 |

B 各論：除去手技の実際

2. 胃内異物

山本龍一，加藤真吾，屋嘉比康治

 バイタルサインのチェック後，問診にていつ・どのような異物を誤飲したかを得る．診察にて腹部の圧痛，反跳痛の確認．すみやかに腹部X線撮影を施行する．穿孔が疑われる場合には単純X線写真では診断に苦慮する場合があるため，単純CT撮影を追加する．処置開始前には患者およびその家族に十分なインフォームド・コンセントを行う．除去の際には異物の種類に応じた適切な処置具の選択が必要であり，除去後必ず合併症のチェックを行う．

概要

1）鋭的異物

異物で消化管壁の損傷が生じないように**透明フード**や**オーバーチューブ**などの補助具を使用し，鋭利な部分をその中に引き込んで回収する．鋭利な先端部分が透明フードやオーバーチューブに挿入できないものの場合には，内視鏡先端にスカート状の保護膜を装着し，その中に異物を包み込むようにして回収する．

2）鈍的異物

把持している最中に脱落しやすいため，硬貨，ボタン電池には**鰐口型把持鉗子**が，球状の異物や大型の鈍的異物の回収には**バスケット把持鉗子や回収ネット**が有用である．

3）棒状異物

長軸方向が内視鏡と一致するように異物の端を把持する．1点把持では固定が困難である場合は，2チャンネル型内視鏡を使用し2点把持で除去する．

準備するもの

1）内視鏡

1チャンネル前方視スコープ，2チャンネルスコープ

2) 処置具

オーバーチューブ，先端透明フード，鉗子類（鰐口型，V字型，ゴム型，三脚型，五脚型，バスケット型），スネア，回収ネット

手技の手順

❶**前処置**：モニター機器の装着，点滴ルートの確保
❷**麻酔**：咽頭麻酔および長時間の処置が予想される場合には適宜静脈麻酔を使用する．
❸**手技**：

- **鋭的異物の場合**；オーバーチューブや先端透明フードを装着し開始する．鋭利な部位を把持するか，鋭利な部位がフードと同軸上に位置するようにその対側を把持する．鋭利な部分を透明フードやオーバーチューブ内に引き込んで回収する．透明フードやオーバーチューブに挿入できない場合には，内視鏡先端にスカート状の保護膜を装着し，その中に異物を包み込むようにして回収する．
- **鈍的異物の場合**；硬貨，ボタン電池やPTPには鰐口鉗子が，球状の異物や大型の異物の回収にはバスケット鉗子が適している．乾電池やボールペンなどの細長い異物にはポリペクトミー用スネアが，滑りやすく把持しにくい異物には回収ネットが有用である．
- **棒状異物の場合**；長軸方向が内視鏡と一致するように異物の端を把持する．1点把持では固定が困難である場合は，2チャンネル型内視鏡を使用し2点把持で除去する．

異物回収後，再度内視鏡を挿入して粘膜損傷の有無を確認する．

- 食事の残渣で異物が確認できないときは仰臥位，右側臥位に体位変換を行う．
- 食道の生理的狭窄部を通過するときは，消化管の蠕動運動に合わせて狭窄部が少し緩むのを待ってから，ゆっくりと引き抜く．
- 鋭的異物回収の際，異物のすべてがオーバーチューブ内に入らないときでも，鋭利な部分をオーバーチューブ内に引き込みオーバーチューブごと内視鏡を抜去することで食道粘膜を損傷せずに回収できる．

うまくいかないとき

- 体位変換を行っても異物の一部分しか確認できない場合はX線透視下にて行う．
- 巨大な胃石で回収できない場合は電気水圧破砕装置や機械的破砕装置を用いて粉砕し，大きな組織片では高周波電流を用いてスネアで分割する．
- 噴門部を異物が通過しない場合はロングオーバーチューブを用いることによりオーバーチューブ内に引き込みオーバーチューブごと内視鏡を抜去する．

- 異物が大きく，かつ鋭利な部分を有し噴門部や頸部食道を通過するのが非常に危険と判断される場合には手術での摘出を考慮する．

注意点・リスクマネジメント

1）摘出後の確認

異物摘出後，再度内視鏡を挿入し消化管壁の損傷の有無を確認する．粘膜損傷がなかったり，浅い裂創のみで出血がなければ入院の必要はない．

2）裂創

深い裂創を認める場合は，内視鏡的な縫縮術が可能な場合はクリップを用い縫縮する．

3）穿孔

穿孔が生じた場合は内視鏡的な縫縮術が可能な場合はクリップを用い縫縮する．
小穿孔の場合には禁食，補液，抗生物質の投与にて経過観察を行うが，外科医と密接に連携をとる必要がある．

コンサルトのタイミング

- 受診時の腹部単純X線所見や単純CT所見にて穿孔が疑われるときは内視鏡的処置を施行する前に外科医と連携をとる．
- 異物が大きく，かつ鋭利な部分を有し噴門部や頸部食道を通過するのが非常に危険と判断される場合には外科医と連携をとる．

当科の成績[1,2]

当科における異物摘出術の成績を紹介する．2005年4月1日～2009年3月31日の間に当科で経験した内視鏡的異物除去術施行例は83例である．患者背景は男性40例，女性43例．平均年齢は57.7歳（17歳から88歳）．図1に示すように胃内に停留したのは13例（15.7％）であった．内訳として多いのはPTP 4例，義歯4例であった．全例除去に成功し，合併症はMallory-Weiss syndrome 1例で保存的に軽快した．

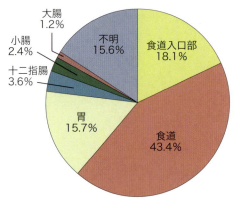

図1 ● 異物の停留部位

症例

Case 誤飲したスプーンの除去例

26歳,女性.摂食障害にてメンタルクリニック通院中.以前は食後に指を喉に入れて吐いていたが上手く吐けなくなったため,食後にスプーンを喉に入れて吐こうとしたがスプーンを誤飲.食道から胃内に停留するスプーンを確認.オーバーチューブを挿入し通常の上部内視鏡にて把持鉗子,スネアにて除去を試みるも滑るため処置困難であった(図2A,B).2チャンネル型内視鏡に変更し,2本の把持鉗子で把持し抜去を試みるも食道入口部でひっかかり除去できず,再度全身麻酔下にて把持鉗子とスネアを用いて内視鏡的に除去し得た(図3A,B).

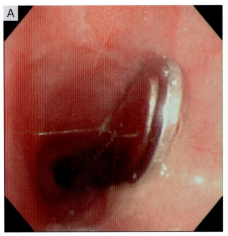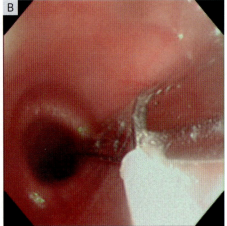

図2 ● 食道から胃内に停留するスプーン

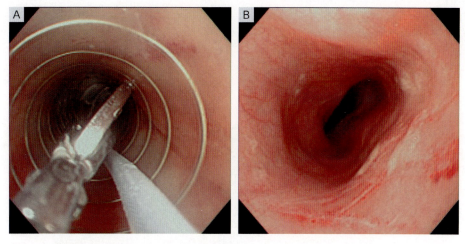

図3 把持鉗子とスネアによるスプーンの除去
B）は除去直後の写真

文献

1）山本龍一，他：消化管異物83例の臨床的検討．埼玉医科大学雑誌，37：11-14，2010
2）加藤真吾，他：消化管異物除去．成人病と生活習慣病，45：314-321，2015

本当にあった
こんな異物

いろいろな胃内異物：①髪留め

磁石に接着可能な物質であったため，磁石法で除去した．

コツとしては，胃内に磁石の先端を入れて，患児の身体をローテーションさせると密着する．手間が掛かり，確実性は低いが無麻酔で施行できるところがメリットであり，まず本法を施行するという選択もある．

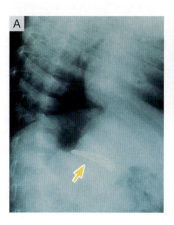
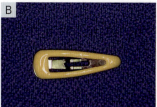

本当にあったこんな異物

いろいろな胃内異物：②10円玉

頻度の高い硬貨の胃内異物の内視鏡による除去．
　自然排泄は十分に期待されるが，リスクを軽減する意味で，家族の同意が得られれば本法による除去もあり得る．

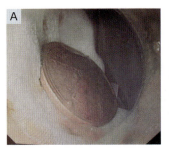
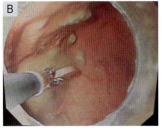

いろいろな胃内異物：③大きな乾電池

自傷行為にて2本の乾電池を飲み込んだ．
内視鏡にてスネアカテを使用して除去できた．

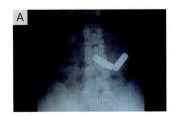
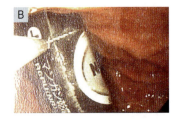
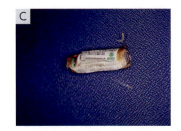

いろいろな胃内異物：④多数のヘアピン

収監者が"外出できる"ことを目的として，自傷行為として多数のヘアピンを飲み込んだ．
フード挿入下にスネアカテを使用して，コツコツと，20数本のヘアピンを除去した．

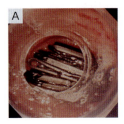
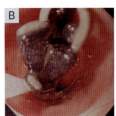
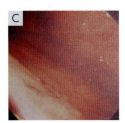
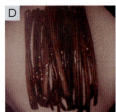

本当にあった こんな異物

いろいろな胃内異物：⑤針金

常習的に異物を飲み込む収監者が，すべての日用品を取り上げられたために，探し出したもの！
窓を開閉する留め具に付いていたスプリングを外して伸ばして飲み込んだところ，胃壁に刺さり一時出血していた．
彼ら・彼女らは，何でも飲み込む．

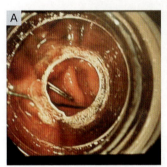
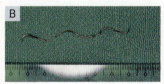
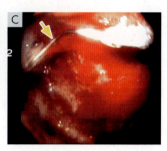

いろいろな胃内異物：⑥ネジ

小児は，口に入れてどんなものかを調べる習性があるため，何でも飲み込むことを念頭においておく必要がある．
そこで小児のＸ線撮像の際には，異物のありかが胃内か小腸内かの鑑別をできるように，必ず側面を撮る．

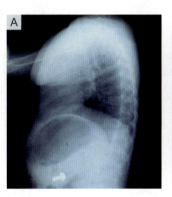
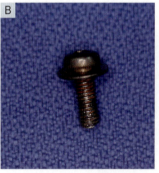

第1章 消化管

巨大な胃内異物：①ケーキ用へら

　時には巨大な胃内異物に遭遇する．この症例（写真A～C）は，ケーキを作るときの「20 cm以上の長さのへらの柄」を自殺企図のために飲み込んだ．除去に苦労したが，スネアカテで捕獲できた．Dも，20 cm長の歯ブラシ，スプーンの巨大な異物である．

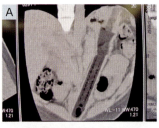
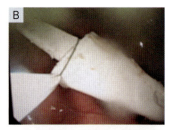
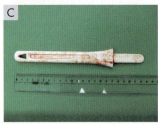
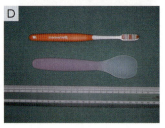

巨大な胃内異物：②30 cm長の留め具

　自傷目的で飲用した"磁石付きボードへの留め具"である．これだけ巨大でも内視鏡下での除去は可能である．

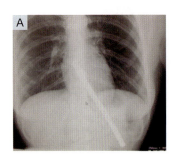
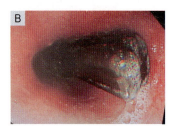
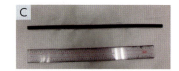

第1章　消化管

B 各論：除去手技の実際

3. 小腸異物

福嶋友一，葉 季久雄，中川基人

- 「異物を飲んだ」といって来院する患者は稀で，腹痛を訴え来院し，画像検査で異物が発見されることがほとんどである．画像検査でわかりやすいもの（硬貨，針など）もあれば，わかりにくいもの（魚骨など）もあり，診察所見に基づいて，「疑うこと」「画像の注意深い読影」が必要である．
- 小腸異物は，原則非手術的な手段では摘出できない．『異物』の性状，患者の『腹部所見』から手術適応なのか，厳重経過観察なのか判断する．
- 手術適応は，異物により穿孔性腹膜炎に至っている症例，異物により腸閉塞をきたしている症例である．

鋭的なもの（針・魚骨など）／鈍的なもの／長いもの（ヘアピンなど）／短いもの

概要

- 針や硬貨，義歯（クラスプ）など**金属製の異物**はX線不透過性であり，画像検査で容易に診断可能である．胃内，結腸・直腸内に異物がないことを確認できれば，小腸内である．
- 小腸異物はいずれもERで容易に取り出せるものではない．治療戦略が重要である．
- **腹膜炎，腸閉塞をきたしている症例は手術適応である**．つまり，有意な腹部所見がなければ，経過観察を行う．
- 異物が**48〜72時間の経過で動かなくなった場合**，すなわち腸管内で位置が固定された場合，もしくは憩室内にはまり込んでしまった場合は，**手術**による摘出を考慮する．
- **鋭的な異物**（すなわち穿孔する恐れがあるもの）については，**入院のうえ，厳重経過観察**を行う．異物は腸蠕動により移動するので，適宜X線検査を行い，結腸に入るまでフォローする．結腸まで移動すれば，下部消化管内視鏡検査による摘出を行う．
  ①**腹膜炎所見**を呈すれば，直ちに手術により摘出し，損傷を修復し腹腔内を洗浄する．
  ②長いものであっても，腹膜炎，腸閉塞をきたしていなければ入院のうえ，経過観察する．5 cm以上できわめて穿孔する可能性が高いと考えられる場合は，予防的に手術に

よる摘出を行うこともある．
③短いものであれば，便とともに排出されることが多いが，48〜72時間の経過で移動しなくなった場合は，手術による摘出を行う．
④魚類を摂取することが多い日本人には，**魚骨誤飲例**は比較的多い．近年のCTはthin-sliceでの撮像が可能であり，CTで『魚骨誤飲』の診断がつくようになった．しかしながら読影に慣れていない臨床医は，『魚骨誤飲』を念頭に置かない限り，見逃してしまうことが多い．

- **鈍的な異物**の場合，長いもの（≧5〜6 cm），径の大きいもの（≧2.5 cm）以外は通常，便とともに排泄されるので外来フォローアップ可能である．自宅では通常の食事を行い，便をチェックさせる．穿孔による腹膜炎，腸閉塞を疑う，腹痛，嘔気・嘔吐，発熱，などの症状があった場合はすぐに来院させ，手術による摘出の必要性について判断する．
  ①硬貨は，原則外来フォローでよい．本邦で発行されている硬貨は小児であっても通常便とともに排出される．
  ②鈍的異物が腸蠕動により動いていったものの，結腸に入る前に動かなくなり閉塞機転となり，腸閉塞をきたした場合は，経過観察の限界であり手術による摘出を試みる．
- **電池**はリチウム電池，アルカリ電池であっても，初診時すでに小腸内にあれば，経過観察を行う．腹膜炎の所見が出現すれば，手術により摘出し，損傷腸管を修復，腹腔内を洗浄する．

準備するもの

ER内で摘出することはなく，原則**手術室**で**全身麻酔下**に行う．

手技の手順

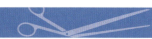

- 摘出手術は一般的には**開腹手術**であるが，状況によっては腹腔鏡手術も可能である．
- 異物の局在を認識したうえで手術に臨む．
- 開腹手術では，**全小腸を触診**し異物の存在を確認する．
- 腹腔鏡手術では，体位を**頭低位**にし，**回腸末端から全小腸を確認**していく．
- 穿孔している部位（異物は必ずしも穿孔しているとは限らず，いったん腸管外に出たとしても，手術時には腸管内に戻っていることもある）周辺は漿膜の発赤が強い．
- 腸閉塞となっていれば，閉塞機転となっている腸管に異物を触診・視認可能である．
- 摘出の方法は，次のCase 1〜4で後述する通りである．

症例

■ Case 1　腹膜炎例，魚骨穿孔例[1]

症例：57歳の男性　**主訴**：下腹部痛

経過：増強する下腹部痛を主訴に救急外来を受診．腹部所見は下腹部に圧痛，反跳痛，筋性防御を認め，腹膜炎の所見であった．腹部CT検査にて，腸管内にhigh densityの線状異物影を認め（図1A），魚骨穿孔，腹膜炎の診断にて緊急手術となった．

＜対応＞

① 正中切開にて開腹．腹腔内には少量の膿性腹水を認め，回腸には発赤，腫脹，白苔の付着を認めた．
② 回腸の内腔に，約4cmの可動性をもった魚骨状の異物を触知したが，腸管外には露出しておらず，穿孔部位は同定できなかった．
③ 異物を健常部回腸の壁から穿孔させて摘出し，同部は縫合閉鎖した（図1B，C）．
④ 家族への聴取の結果，手術2日前の晩に鯛の潮汁を摂取していた．

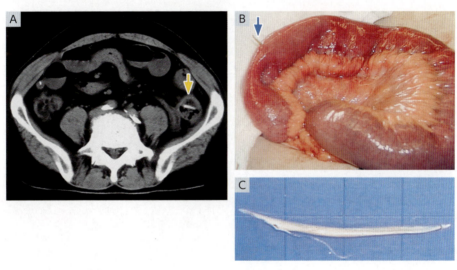

図1● 腹膜炎を発症した魚骨穿孔例
A）小腸内にhigh densityの線状異物影を認めた（→）
B）開腹すると，明らかな穿孔部位はなく，健常部回腸の壁から穿孔させて（→）摘出した
C）長さ約3.7cmの魚骨
文献1より改変のうえ転載

 鋭的な異物（針，魚骨など）であれば，異物を腸管壁に刺入し，穿孔させて摘出する．穿孔させた部分は修復する．

Case 2　X線透過性異物

症例：施設入所中の41歳の男性　**主訴**：くり返す嘔吐

経過：腸閉塞の診断で，内科にてイレウスチューブが挿入され加療していたが，腸閉塞を解除できず外科に紹介となった．

＜対応＞

① 初診時に撮影した画像（図2A）を見直すと，トウモロコシの芯と思われる異物が起点となる食餌性腸閉塞であり，手術による摘出，腸閉塞の解除を行う方針とした．

② 正中切開により開腹．イレウスチューブが挿入されていたが，小腸は著明に拡張し，回盲部から10 cm口側の回腸に直径4 cm，長さ8 cmの円柱状の硬い異物とその脇に台形でやや弾性のある硬い異物を触れた（図2B）．

③ 円柱状の異物は回腸に嵌頓しており，結腸内に移動させることはできなかった．

④ 異物の肛門側で回腸の腸管軸方向に切開をおき（図2C），異物を除去（トウモロコシの芯とコンニャク；図2D）した．

⑤ 腸切開方向と垂直方向（腸の短軸方向）に腸縫合を行った（図2E）．

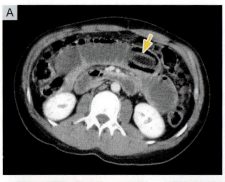
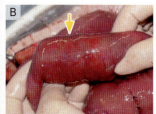
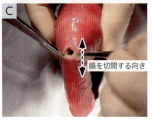
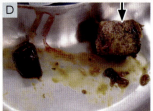
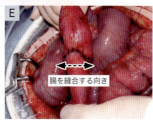

図2　食餌性腸閉塞
A）CTにて腸管内にトウモロコシ様の異物影を認める（→）
B）回腸に直径4 cm，長さ8 cmの円柱状の異物と，弾性台形様の異物（→）を触れた
C）腸管を切開（腸管長軸方向）したところ
D）摘出した異物（トウモロコシの芯とコンニャク）
E）腸縫合を行ったところ（腸管短軸方向）

閉塞機転となっている異物の場合，腸管軸方向に切開をおき異物をとり出し，切開部を縫合閉鎖する．縫合閉鎖する際は，腸管径が狭くならないように，切開線と垂直方向に縫合閉鎖する．

Case 3　腹膜炎例，PTP穿孔例[2]

症例：施設入所中の76歳の男性　**主訴**：腹痛，血便

経過：前医での腹部CT検査にて，腹腔内遊離ガス像を認めたため転院となった．腹部は膨満し板状硬で，汎発性腹膜炎の所見であった．X線検査，腹部CT検査では，穿孔の原因を特定できなかった．

＜対応＞
① 正中切開にて開腹．腹腔内には膿性腹水を認めた．回盲部から口側50 cmの回腸に穿孔部位を認め，同部にPTP (press through package) の角を視認できた（図3A）．
② 回腸は浮腫，腫脹が著明であったため，小腸部分切除術を施行した．なお，穿孔部近傍にMeckel憩室が存在しており，合併切除とした（図3B）．切除標本では穿孔部は2カ所あり，PTPが回腸に嵌入して消化管穿孔をきたしていた（図3C）．

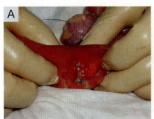 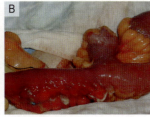 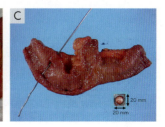

図3　汎発性腹膜炎を発症したPTP穿孔例
A）回腸壁からPTPの角が視認できる
B）穿孔部近傍にMeckel憩室が存在し，合併切除した
C）PTPの角が2カ所回腸粘膜に嵌入し，穿孔していた
文献2より転載

 異物穿孔などにより著しく腸管浮腫をきたしているような場合は，腸切除・吻合を行う．極力炎症のない腸管同士を吻合する．

Case 4　X線不透過性異物

症例：62歳の男性　**主訴**：食事中に義歯を誤飲した．

経過：義歯を誤飲し，3カ月後に当院を紹介受診した．腹部所見はなく，腹膜炎症状，腸閉塞症状はなかった．X線検査にてクラスプの誤飲であった．3カ月の経過にても自然排泄されなかったため（図4A），金属部分が小腸に嵌入していると判断し，待機手術により摘出する方針とした．

＜対応＞
① 臍部を切開し，腹腔鏡を挿入した．腹腔内には膿瘍形成，癒着はなかった．
② 臍部の切開を頭尾側方向に5 cmに延長し，創縁保護を行った後，小腸を体外へ誘導し触診にて義歯の位置を確認した（図4B）．

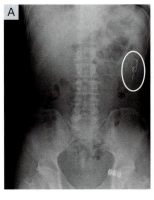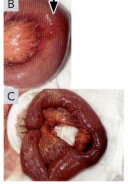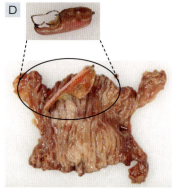

図4● 小腸に陥入した義歯の例
A) 単純X線写真
B) 腹腔鏡手術．カメラポートを頭尾方向に延長し，小腸を体外に誘導した．触診にて義歯を触れる（→）
C) 義歯の可動性が悪く，腸切除・吻合する方針とした．腸間膜を処理し，小腸部分切除術を行った
D) 摘出標本．義歯が小腸粘膜に嵌入していた

③ 小腸内での義歯の可動性は不良であり，小腸壁に嵌入していると判断した．用手的に嵌入を解除した後に，瘢痕狭窄となることを危惧し，小腸部分切除術を行った（図4C）．
④ クラスプは小腸壁に嵌入していた（図4D）．

 小腸内視鏡

各施設に常備されているわけではないが，小腸異物に対する小腸内視鏡検査の有用性を指摘する論文が散見[3,4]される．適応については各施設でまちまちであるが，「腹部所見がなく」「安全な自然排泄が期待できない異物（＝穿孔する恐れのある異物）」，すなわち義歯や画鋲，歯ブラシなどにおいて適応があると考えられる．

うまくいかないとき

手術，特に腹腔鏡手術の際に，異物の存在部位がわからない場合がある．X線不透過性異物であれば，術中にX線透視を行い，異物の存在部位を特定できることがある．

注意点，リスクマネージメント

経過観察を行う際は，必ず**穿孔による腹膜炎，腸閉塞により手術となる可能性**を説明しておく．

コンサルトのタイミング

救急科で手術対応ができない場合は，外科にコンサルテーションを行い，治療方針を決定する．小児の誤飲例の場合は，小児科にもコンサルテーションを行う．

> **memo** 義歯（総入れ歯）：われわれの経験では，誤飲した総入れ歯が便とともに排出されたことがある．来院時すでに小腸内にあり，いずれ腸閉塞に至るであろうと思いながら経過観察したが，最終的には結腸に移動し便とともに排出された．異物が小腸にある場合，「長い」「径が大きい」だけで手術適応とならないことが再認識させられた症例である．

磁力のあるもの

概要

誤飲した**「数」**が重要．1個であれば自然排泄を期待する．2個以上であれば，腸管壁を介して引き合い，腸管壁の圧迫壊死から穿孔または内瘻形成，腸閉塞といった合併症を引き起こすため摘出が必要になる．

準備するもの

ER内で摘出することはなく，摘出する場合は原則**手術室**で**全身麻酔下**に行う．

手技の手順

術前に単純X線撮影，CT検査により磁石の局在を理解しておく．
複数個誤飲している場合は，複雑な損傷形態がみられる．損傷程度に合わせた必要十分な腸切除・再建が要求される．

コンサルトのタイミング

救急科で手術対応ができない場合は，外科にコンサルテーションを行う．

参考文献

○ Triadafilopouols, G：Ingested foreign bodies and food impactions in adults. In：UpToDate, Post TW（Ed）, UpToDate, Waltham, MA.（Accessed on Apr 10, 2016.）

引用文献

1）葉季久雄，他：術前に診断しえた魚骨による回腸穿孔の1治験例　一過去10年間の魚骨による消化管穿孔271例の分析一．日本消化器外科学会雑誌，34：1640-1644, 2001
2）葉季久雄，他：Press through packageによる回腸穿孔，汎発性腹膜炎の1症例．日本臨床外科学会雑誌，68：1974-1979, 2007
3）田中周，他：【ダブルバルーン内視鏡が変えた治療学】小腸における異物回収．消化器内視鏡，19：1598-1603, 2007
4）山岡正治，他：内視鏡治療の実際，異物除去．消化器内視鏡，24：1044-1048, 2012

どんなに鋭いものでも噛み砕く乳児

写真Aは，軽便カミソリをおしゃぶりのように噛み砕いた．
写真Bは，気管支喘息治療のための吸入用のガラス口を噛み砕いたもので，飲み込んだが安全に自然排泄された（写真C）．

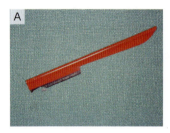
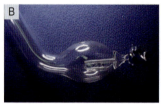
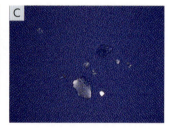

きれいなボタン電池（A）と腐食ボタン電池（B）

ボタン電池は，長時間消化管内に留置されると腐食が始まり内容液が漏れ出す恐れがある．

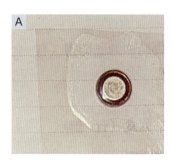
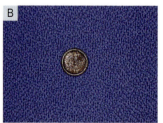

第1章 消化管

B 各論：除去手技の実際

4. 直腸異物

木内俊一郎

 経肛門的に直腸に挿入された異物はほとんどが自慰行為，性的行為によるものである．直腸異物を見た場合，腸管穿孔による腹膜炎などの合併症がないか，バイタルサイン，腹部身体所見，CTなどの画像検査をチェックする．腸管穿孔がなければ，異物の形状，大きさ，材質などを確認しつつ，まず経肛門的用手的な摘出を試みる．摘出方法には画一的なものはなく，現場でさまざまな手技や器具を工夫する応用力が求められる．

概要

　直腸異物は多くの場合，肛門性癖者が自慰行為やパートナーとの性行為により経肛門的に挿入した異物が抜去できなくなって受診する．異物は性的玩具だけでなく日常生活用品など多種多様である．患者は羞恥心から問診を拒否したり嘘を言ったりすることが多いため発症機転を正確に把握することは難しい．

　直腸異物を見た場合，**まずは腸管穿孔による腹膜炎やショックなどが合併していないかどうかを確認**する．バイタルサイン，腹部身体所見，X線やCTなどの画像所見から腸管穿孔が疑われる場合はすみやかに外科医に相談する．

　穿孔が否定できれば，救急外来で経肛門的摘出を試みる．摘出方法には画一的なものはなく，現場で異物の形状，大きさ，材質などを確認しつつ臨機応変に手技や器具を工夫しながら使わなければならない．そのためにも過去に先人がどういった器具を使っていたか，事例の情報を収集しておく必要がある．実際の現場ではさまざまな器具が用意され，いろいろと試されたという光景がみられることが多い（図1）．

準備するもの

　肛門管の粘膜を押し広げて異物までの視野を確保するための器具として，一般的な筋鈎のほか，クスコ腟鏡，ジモン腟鏡（図2）[1]などを必要に応じて準備する．ジモン腟鏡は鈎の部分の幅が広く肛門管のような円柱状の粘膜壁を押し広げるのに適している．

　異物を引き出すための器具としてコッヘル，マギール鉗子のほか，バブコック鉗子（図3A），麦粒鉗子（図3B）を使用することもある．その他，児頭吸引器[2]，ミオームボーラー（図3C）[3]

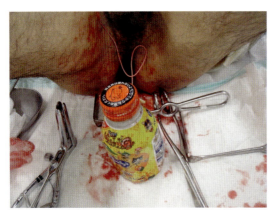

図1● 直腸異物と摘出に使用された器具の例

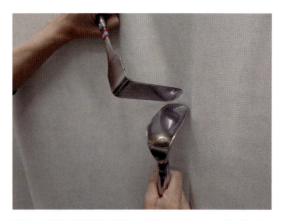

図2● 吾妻式腟壁圧定鈎（上）とジモン（柳式）腟鏡（下）

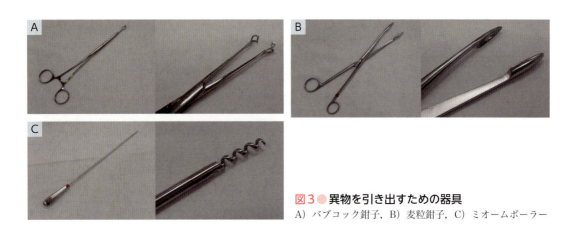

図3● 異物を引き出すための器具
A) バブコック鉗子，B) 麦粒鉗子，C) ミオームボーラー

なども使用の報告がある．

手技の手順

❶X線やCTで異物の位置や形状などを確認する．

❷摘出には本人の羞恥心を和らげるように工夫する．極度の羞恥心や不安などで緊張していると，肛門を十分に拡張できない．

❸患者を側臥位あるいは砕石位にし，直腸指診で異物の性状や可動性を見極める．次に筋鈎や腟鏡を用いて肛門管を広げ（図4），異物を確認する．異物には引っ張り出すための紐を結わえていたり（図5），粘膜を傷つけないようにクッションを巻きつけていたり，患者自身が細工を施しているものもある．

❹可動性のある場合は，まず**用手的な摘出**を試みる．肛門への異物挿入の性癖をもっている常習者は肛門括約筋が伸展しやすくなっているので，無麻酔でも指や手をかなり奥まで入れら

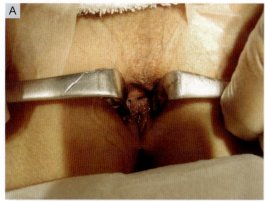
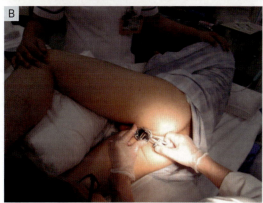

図4 直腸異物の確認
A）砕石位にして筋鉤で広げる
B）右側臥位にしてクスコ腟鏡を入れる

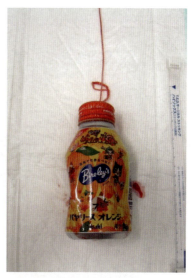

図5 紐が結わえられた異物

れることもある．スタッフに腹部を愛護的に圧迫させ，異物を肛門側に移動させる．異物の肛門側の先端が肛門管付近まで降りてきたら指を数本挿入し，つまむかあるいは引っ掛けて取り出す（図6A，B）．

❺指でつまめない場合は**鉗子での把持**を試みる．PETボトルなどは小さく変形させたり[4]，コルクやシリコンなど柔らかい材質のものは何度も摘んで細かく砕く方法もある．肛門の拡張を十分に得られない場合は静脈麻酔や仙骨硬膜外麻酔[5]を併用することもある．

うまくいかないとき

すべてが救急処置室で経肛門的用手的に摘出できるとは限らない．**指や鉗子が届かない場合は内視鏡的摘出を考慮する**．摘出にはスネアやネット，生検鉗子を用いる[6]．内視鏡的に摘出できた異物の直径は最大4 cmとの報告がある[7]．

直径の大きな異物を無理やり挿入すると，粘膜に浮腫を生じ括約筋の痙攣が起こること，異物を牽引する際に口側の腸管内圧が陰圧になることなどで経肛門的摘出が困難になるとされて

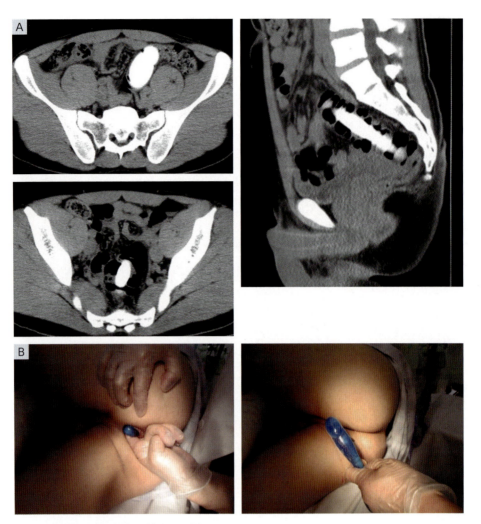

図6 用手的に直腸異物を摘出した例
A）腹部CT：約20 cmのシリコン製性具がS状結腸にまで入り込んでいた．腹部を愛護的に圧迫し，肛門管付近にまで押し下げることができた
B）摘出：性具が肛門管にまで下りてきたので，指で探って引っかけて摘出した

いる[8]．またさらに巨大なものは小骨盤腔に嵌頓して強固に固定されることもある．長い異物がS状結腸から仙骨に沿って背側下方に向かってしまうと，直腸の膨大部から肛門管に向かう方向と軸が90度近くずれるため摘出は困難となる[9]．

経肛門的用手的な摘出が困難と判断した場合はすみやかに**開腹術**を選択し外科医に相談する．

注意点，リスクマネジメント

1）合併症

異物の腸管への直接的な外傷によるものとして腸管穿孔，肛門裂傷，直腸粘膜裂傷，直腸潰

瘍，直腸びらんなどがある．異物が入ったまま数日間放置された症例などは，腸管が圧迫され腸管壁が壊死を起こしていることがある．経肛門的に異物を摘出できても数日から数週間後に遅発性に腸管穿孔を発症した例も報告されている[10]．

腸管以外の合併症としては，異物の圧迫による神経損傷から生じる自己排尿困難，排便感覚を自覚できない肛門機能障害，坐骨神経麻痺，両下肢のしびれ，運動障害，歩行困難などがある．

2）摘出後の患者指導

摘出処置後は入院して経過を追い，後日下部消化管内視鏡を受けることが望ましいため，患者にはそのように指導する．しかし本人の羞恥心が強かったり家族や職場への口実が見つからないといった理由などで，入院を強く拒否したり入院したとしてもすぐに逃げるように退院してしまうケースも多く，厳密なフォローアップは難しい．

症例

Case 1

66歳，男性．自慰行為でガラスのコップを肛門に挿入していたところ，一部が割れて肛門管に刺さったとのことで救急搬送されてきた．来院時には肛門管に数カ所の挫創を認め出血していた．ガラスの破片を手探りで確認し，ガラス片のない部分に筋鉤を2本挿入した．2本の筋鉤を左右から2人の医者によって引っ張らせ肛門管を広げながらガラス片を探った．ガラス片の一部はすでに粘膜に刺さり食い込んでいたので，肛門内でガラス片を割りながら摘出した（図7）．すべてを用手的に摘出した後，肛門管の奥まで調べたが，挫創は十数カ所あったもののHerrmann線までだった．深い切創のみ縫合し経過観察入院とした．肛門括約筋の損傷は軽度であり，第15病日に退院した．

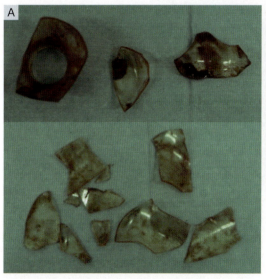
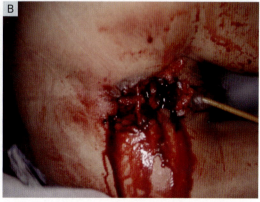

図7 ● ガラスのコップを肛門に挿入した例
A）肛門に挿入して割れたガラスコップ
B）切れた肛門粘膜から出血がみられた

Case 2

54歳，男性．自慰行為で肛門に挿入したニンジン（28 cm）が抜けなくなって来院．用手的に摘出した（図8）．

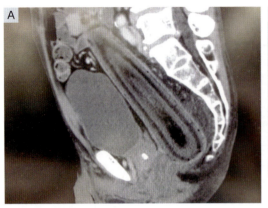
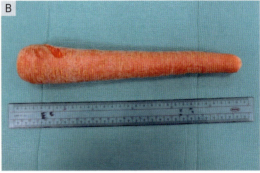

図8 ● ニンジンを肛門に挿入した例
A）腹部CT矢状断
B）ニンジン（全長28 cm）

Case 3

34歳，女性．パートナーとの性行為中にバイブレーター型性具が抜けなくなって来院．ジモン腟鏡で肛門を広げながら麦粒鉗子で摘出した（図9）．

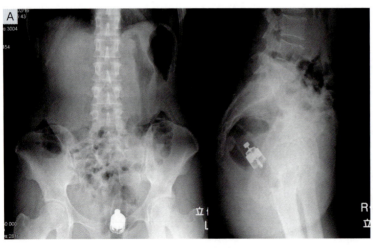
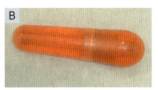

図9 ● 挿入された性具を麦粒鉗子で摘出した症例
A）腹部X線
B）摘出された性具

Case 4

60歳,男性.自慰行為で性具(全長15 cm)を使っていたが,ストッパー(長径8 cm)の部分まで挿入してしまい抜けなくなって来院.肛門からS-B(Sengstaken-Blakemore)チューブを挿入し,異物の口側で先端の胃バルーンだけを膨らませて異物を引き出した(図10).

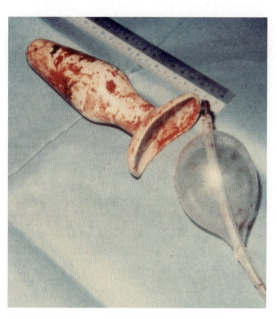

図10 ● S-Bチューブにより摘出された性具

Case 5

58歳,男性.自慰行為で肛門にナスを挿入していたところ,急激な腹痛に見舞われ来院.画像検査で腹腔内に遊離ガスを認めたため緊急開腹手術を行った.直腸が大きく裂けて茄子が腹腔内に出ているのを確認した(図11).

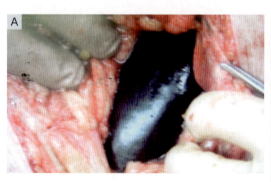
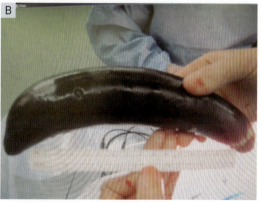

図11 ● 挿入されたナスにより直腸裂傷が起きた症例
A)腹腔内に遊離ガスを認めたため緊急開腹手術を行った.直腸前壁が破れ,ナスが飛び出していた
B)摘出した異物(ナス)全長25 cm

Case 6

72歳，男性．入れ歯を飲み込んでしまった．次の日まで自宅で様子をみていたが，肛門付近の鈍痛が増強していたため来院．（図12）．画像で肛門管に引っかかっていることを確認した．ジモン腟鏡で肛門を広げ，ケリー鉗子と指でつまみ掻き出した．

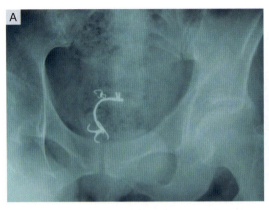
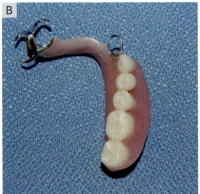

図12 ● 飲み込んだ入れ歯を経肛門的に摘出した症例
A）腹部X線
B）摘出された入れ歯

　直腸異物に関する論文では，ひと昔前までは「異常性行為や性的倒錯によるきわめて特殊な行為」と断定した言い回しが多かった．しかし昨今は同性愛者へ理解度の高まりなどを含め，性観念，性的嗜好の多様化が進み，肛門嗜好の羞恥心の閾値は下がっている．対応する医療者側も相応の配慮はすべきではあるが，偏見を表に出さずに事務的に淡々と対応するほうがコミュニケーションを円滑に進めることができる．

memo　摘出処置の際には肛門括約筋の損傷に気をつけて，肛門管を長時間，過度に拡張，伸展しないように注意しなければならない．しかし肛門性癖者は直腸への異物挿入を常習的に行っている者も多く，肛門の伸展度はその経験のない一般人の想像をはるかに超えるものがある．一般人は痛いだろうと思うような拡張でも，彼らにとっては平気なこともあるので，患者に声かけをしながら可能な限り十分に広げれば，処置も行いやすくなる．

文献

1) 津田健希，他：仙骨硬膜外麻酔と産科器具を用いて経肛門的に摘出した直腸異物．日腹部救急医会誌，35：659-662，2015
2) 小島豊，他：児頭吸引器で摘出した直腸内異物の1例．日外科連合会誌，30：648-651，2005
3) 寺山毅郎，他：ミオームボーラーが有効であった巨大直腸異物の1例．日救急医会関東誌，35：261-264，2014
4) 間遠一成，他：直腸異物（PETボトル）に対する経肛門的摘出術の工夫．日本大腸肛門病会誌，61：339-341，2008
5) 石山勇司，佐々木一晃：2．裂肛に対する外来治療―とくに麻酔法の工夫と用手肛門拡張法について―．日本大腸肛門病

会誌，48：1094-1099，1995
6) 矢部信成，他：内視鏡摘出が可能であった直腸異物の4例．Prog Dig Endosc，87：184-185，2015
7) 藤田昌久，他：ミオームボーラーを用いて経肛門的に摘出したシリコン製巨大直腸内異物の1例．日本大腸肛門病会誌，68：486-489，2015
8) Nehme Kingsley A & Abcarian H：Colorectal foreign bodies. Management update. Dis Colon Rectum，28：941-944，1985
9) 西森武雄，金友英：経肛門的直腸異物の3例．日本大腸肛門病会誌，63：163-168，2010
10) 松本昌久，他：経肛門的異物による遅発性S状結腸多発穿通の1例．日腹部救急医会誌，24：915-918，2004

直腸異物：コップ

　性的な満足のために直腸に挿入されたコップ．摘出時にコップを破損し，粘膜を傷つけて出血させた．

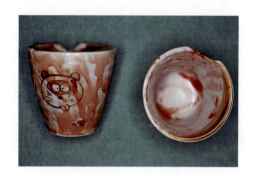

歯科治療中の誤食（義歯とリーマ）

　歯科治療中に発生する異物誤食や誤嚥は稀ではなく，歯科医にとっては悩みの種である．義歯や金冠の誤飲事故が多く（写真A）大抵の場合は自然排泄も期待される．
　しかし，写真Bは根管を拡大し清掃する極細のドリル（リーマ）であったため，めったにない腸管穿孔を起こした．

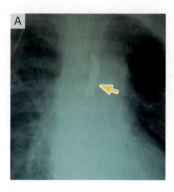
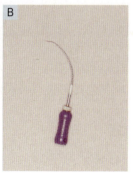

第2章 呼吸器

A 総論

呼吸器異物の特徴と診察の進め方

千代孝夫

 重要なことは，誤嚥の発生する背景を知り，異物や介在部位ごとの差異として，現れる所見，症状，治療法を知り，行うべき処置を誤らないことである．再発を避けるために，家族への予防対策の教育も重要である．

概要

1）誤食の背景

- 誤食は，年齢，消化管と気道の差，その介在部位，わが国と海外の差など，さまざまな背景をもつ．再発例も多い．
- 乳幼児は，手にした物は何でも口の中に入れてその感触を確認する危険な時期である．また，年長者であっても知的障害者では遊戯的興味で誤食することもある．誤食物のなかで多いものは，**タバコ，医薬品，化粧品，洗剤，殺虫剤**である．
- わが国では，欧米に比して1歳未満の誤食事故の発生率が高く，不慮の事故のうちで最も頻度が高い項目である．1年間に約10万人が誤食のために医療機関を受診し，また再発例も多く，「誤食患者3,000例の検討」で，2回以上の受診例が約10％あった．
- 誤食の後に発生する病態としては，異物が気道を閉塞する誤嚥・窒息と，食道，胃，腸管に誤入する消化管異物がある．
- 脳性麻痺，精神運動発達遅滞，喉頭部の奇形などの重度心身障害児は誤嚥を発生しやすい．

2）気道異物の特徴

- 気道異物は，年齢や物品，状況など好発する一定のパターンがある．
- 気道異物の**発生年齢は，1〜3歳が最多**である．
- **気道異物の80％は食物である**．誤嚥しやすい物としては，飴玉，ブドウ，プチトマトなどの丸く滑落しやすいもの，餅，こんにゃく，ゼリーなどの柔らかいもの，小さなオモチャ，ボール，風船，などがあるが，特に注意が必要な物として，その頻度が高く，誤嚥された場合に毒性が強い**ピーナッツ**がある．
- 異物としての豆類は，①X線で写らないため診断が困難で，②表面が円滑なため異物除去操作が難しく，③成分としての油脂が気管粘膜を刺激して肺炎や気管支炎を発生しやすい，こ

となどの大きな問題点をもつ．

病態と病態に関連する基礎知識

1）気道異物の介在部位と症状（図1）

- 介在部位の頻度は，左気管支42％，右気管支37％，気管13％，喉頭8％という報告がある．

a）口腔内

- 症状の特徴としては，非常に強い**呼吸困難**を訴える．発語が不可の場合も多い．
- 小児，高齢者，認知症患者，精神疾患の患者では，食物を口腔内に一度に頬張りすぎて呼吸困難に陥るものがある．

b）喉頭

- 症状の特徴としては，非常に強い**呼吸困難**を訴える．発語が不可の場合も多い．**チョークサイン**（図2）を示しつつ1人でトイレに駆け込む場合もある．
- 声帯直上に異物が介在して，発声不能，窒息，チアノーゼを発症することがある．心肺停止に陥ることの多い緊急状態である．原因物質としては，"正月のモチ"などが代表的だが，ありとあらゆる事故例がある（食パン，たこ，カステラ，ソーメン，プチトマト，義歯など，図3〜5）．

c）声門下〜気管分岐部

- 症状の特徴としては，呼吸や体動による**異物の動揺に従って症状が変わる**ことである．声門下にある場合は窒息状態になるが，気管分岐部まで落ちると呼吸状態が改善する．
- 気管分岐部にある異物が咳嗽により上に移動し声門に嵌頓すると窒息状態になる．

 声門下〜気管分岐部の異物の場合は，排出しようとして患児を逆さにすると窒息する．

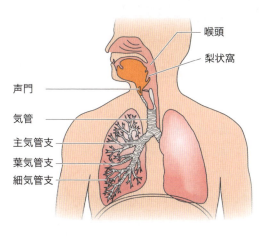

図1 ● 介在部位

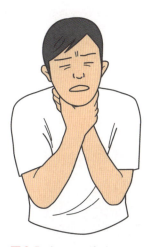

図2 ● チョークサイン

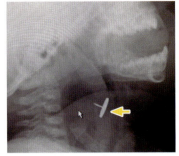
X線にて画鋲が確認できる

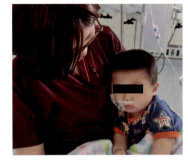
元気になった

図3 ● 喉頭誤嚥（画鋲）

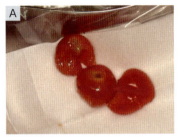
プチトマト

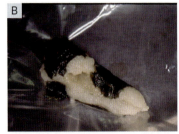
餅

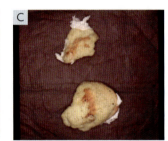
カステラ

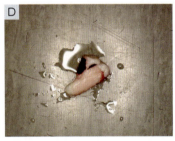
タコ

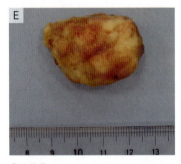
カステラ

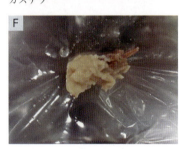
エビフライ

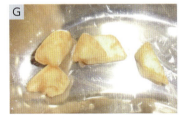
りんご

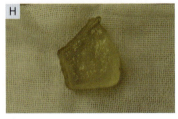
ゼリー

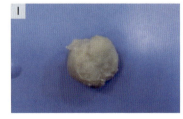
団子

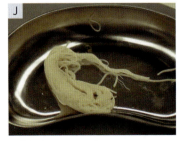
そうめん

図4 ● 喉頭誤嚥：食物の例

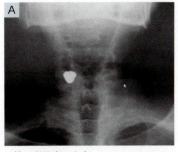
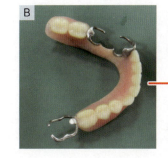
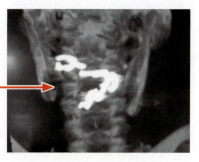

X線：梨状窩に介在

図5 喉頭異物：義歯（A）と歯冠（B）

d) 気管
- 症状の特徴としては，強い咳嗽，喀痰が排出される．
- 激しい咳嗽があり，呼吸困難は強く，チアノーゼ，陥没呼吸も認める．

e) 気管支
- 症状の特徴としては，特異的症状は認めず小児の場合は感冒症状に似たものだけである．**気管支炎として誤診され放置されやすい**．
- 患者のバイタルは保持され，呼吸困難も軽度である．咳嗽は経時的に減少する．末梢に介在したものでは，無気肺や長い経過の肺炎を生じる．

【エピソード例】
① 感冒症状にて経過を見ていた患児が悪化して，気管支鏡を施行したところピーナッツ異物であった．
② 自宅にて何かを食べていたところ，急に咳き込み，嘔吐し，喘鳴が出現した，数日様子を見ていたが咳が改善しない．気管支ファイバーで摘出したところ大豆であった．
③ 歯科治療中の歯冠落ち患者：80歳の高齢者の男性が，歯科にて治療椅子に仰臥位で治療中に，歯科医が把持していた歯冠を落とした．丁度その時患者が吸気時になり吸い込んだ．

2）嚥下運動と誤嚥機序

　嚥下とは，食物が，口腔から咽頭，喉頭蓋を越えて食道入口部から食道に達するまでの一連の連続的な運動過程で，通常，7〜10秒かかる．この運動の間に，喋る，笑うなど気道を開口する行為をした場合や，反射の鈍い障害者では，食物や異物が気管に誤嚥されることになる．嚥下の流れは以下のとおりである．

a) 口腔期
- 嚥下運動開始前：喉頭蓋が上方に開き気道は開口，食道は閉鎖する．
- 嚥下運動開始：食物が咽頭に入ると，嚥下反射による嚥下運動が開始される．このときに，気道を開く行為（喋る，笑う）を行うと誤嚥される．

b) 咽頭期
- 喉頭の閉鎖：軟口蓋が挙上して鼻咽腔が閉鎖，喉頭蓋は下方に折れ曲がり喉頭口が閉鎖する．このときに，気道を開く行為を行うと誤嚥される．

c) 食道期
- 呼吸運動の停止：喉頭前庭，声門が閉鎖することにより呼吸運動が停止する．
- 食物の流れ込み：同時に食道口が開き食物が流れ込む．このときに，気道を開く行為を行うと誤嚥される．

診察・検査の前にすべきこと

- 小児が「突然激しく咳込み，苦しんだ」という訴えのあるときは，常に気道異物を念頭に置くこと，疑うことが診断の第一歩である．
- 小児の気道異物除去術は非常に難しく，心肺停止などの重篤な合併症の発生もある．
- 呼吸困難，陥没呼吸など窒息への移行が疑われる症状のある症例では，緊急処置や蘇生術などが必要になることが予測されるため，多くのスタッフが必要である（蘇生対応医，異物除去術者，助手，麻酔科医，看護師）．
- エピソードなどにより誤嚥の疑わしい症例では，必ず気管支鏡などで検査して診断を確定する必要がある．症状がないからとしてそのまま放置しない．
- 異物の存在が疑わしい徴候としては，前述したように突然発生する咳き込みなどもあるが，慢性的なものとして上気道炎症状が，いつまでも軽快しないという経過もある．
- 小児ゆえに起こりやすい合併症
  ①換気不全：異物が気管を完全閉塞してしまうことがある
  ②喉頭痙攣：異物の気管による物理的刺激により起こる
  ③術後の合併症として，肺炎，喉頭浮腫，再膨張性肺水腫などが起こりやすい

 異物が疑われる場合は，たとえ症状がなくても誤嚥はないと断言してはならない．

- 異物が気管支から気管へ移動して突然窒息することがあるので注意する必要がある．
- **経過観察の必要性**：処置後も慎重な経過観察が必要である．

身体所見・症状とその評価

1）基本的な症状

- 代表的な症状としては，咳嗽，呼吸困難，痙攣，さ声，喘鳴がある．これらは，非特異的症状であるため，その症状の鑑別診断の1つとして気道異物も考える必要がある．

- 呼吸障害が突然の発症でありながら，感冒症状やアレルギー歴がないものは誤嚥が疑わしい．
- 重症例では，陥没呼吸や吸気性喘鳴を認める．
- 異物があっても，症状が軽い場合や，また症状が消失する場合もあるので注意する．
- 喉頭に異物のある間は強い咳反射があるが，気管支まで吸引されると咳反射が軽減するため症状の軽快する場合もある．
- 気道異物が疑われた場合，「発声」を確かめる．発声，発語があれば，少し時間的余裕がある．

2）気管支異物の場合，見逃されやすいもの

- 気管支異物では初期には発熱はない．しかし，診断されず放置（クループとして治療されることも多い）された症例では，気管支炎症状とともに発熱が持続する．
- 咳が長期間消失することなく持続するため，難治性の気管支喘息や肺炎と誤診されることが多くある．
- 小さな異物が，最初から気管支まで吸引された場合は，初期症状は軽く，数カ月後にさまざまな症状を示す．
- 左右気管支に介在する場合，患側肺の呼吸音減弱があるので左右差を確認する．患側には異常音を認めるため，これにより異物の介在側がわかる．
- 両肺の呼吸音が荒く，呼吸困難が高度であるときは，気管分岐部に異物が介在している可能性が高く，緊急度が高い．

問診のポイント・患者対応

1）搬入を依頼されたとき

- **異物の持参**：摘出や診断に有用なので誤食したと思われるものと同じものがあれば必ず持参させる．
- **早急な受診**：「原因になりそうな物質を口に入れていて突然，咳嗽，喘鳴が発生した」という場合は本症を強く疑い，早急に受診を促す．

2）来院してから後

- 氏名，年齢，性別，体重，アレルギーの有無を聞く．
- 異物の種類，服用時刻，量，症状，症状の推移，家庭内を含めてすでに行われた処置の内容を聞く．
- すべての質問に対して，落ち着いて正確な情報を提供してもらう．

行うべき検査と検査所見

1）胸部X線（図6）

- 気管支異物ではHolzknecht徴候（図7）という陰影を呈する（片側の気管支に介在した異物がチェックバルブとなり肺が過膨張して縦隔が偏位する）．気管支を完全に閉塞すると無気肺になる．
- 反対に，気管や主気管支に介在しても特別なX線陰影をきたさない場合も多くある．

※この検査が向いている異物：金属

2）CT検査（図8）

- 異物の介在部位の決定には必要不可欠である．疑い症例も含めて迅速に撮像する．

※この検査が向いている異物：X線透過性のもの，食物

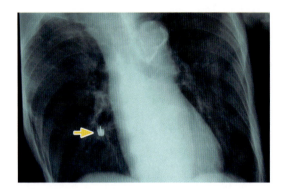

図6 ● 歯科治療中に右気管支に落ちた差し歯

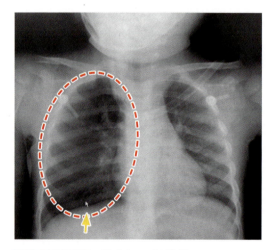

図7 ● X線所見：Holzknecht徴候
トウモロコシが気管に介在した例
（各論-3図6Bと同症例）

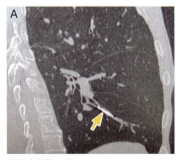

気管支異物：釘

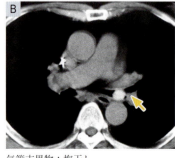

気管支異物：梅干し

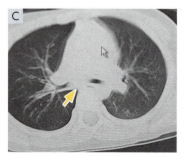

気管支異物：トウモロコシ

図8 ● CT所見

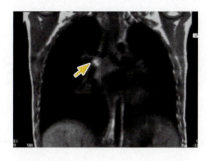

図9 ● MRI：T1強調画像
ピーナッツの油分が造影される

3）MRI検査（図9）

- 単純X線では写らないものでも描出が可能であり，診断不明なものに施行する．特に，ピーナッツは油脂成分によりよく描出されるので有用である．
- **※この検査が向いている異物：ピーナッツ，とうもろこし，米つぶ**

患者への説明・予防対策

以下のことを，患者や保護者に教育していくことも重要である．

1）乳幼児に対する注意

- 食事中に，喋る，笑う，遊ぶ，走る，と誤嚥しやすいので，しつけとして禁止する．同じくおもちゃなどを口に入れたまま遊ばせない，仰臥位でものを食べさせない，テレビを見ながら食事をさせない，こともしつける．
- 床から高さが1メートル以下のところには，口に入る小さなものを放置しない．
- 乳幼児には，ピーナッツなどの豆類，およびそれを含む菓子を与えない．
- 容器を「セフティキャップ」など，子供には開けにくいビンにすることも有用である．

2）歯科治療に関する注意

- 義歯装着者は，離脱しやすいものは早急に修理し破損したものは装着しないようにする（睡眠時には外す）．
- 歯科治療中は喋ったり，勝手な行動を取らないように注意する．また食後の歯科受診は避けるようにする．根本的な予防として虫歯をつくらないことも大切である．

第2章　呼吸器

B 各論：除去手技の実際

1. 窒息時の緊急処置：ハイムリック法

千代孝夫

 病院前では，ハイムリック法（患者の背部から上腹部を横隔膜を挙上するように圧迫する）などの用手的方法により異物の排出を試みる．

適応

誤嚥による窒息に対する病院前の治療としては本法しかないが，非常に効果的である．

手技の手順

1）立位

❶患者の背後から腰に手を回す．
❷片手で拳を作り，**患者の臍より上で，剣状突起から十分下に**当てて，上方に向けて素早く押し上げる，6回繰り返す．腹部を締め上げてはならないため肘を浮かせることが重要である（図1A）．独りで行う場合は，椅子の背に上腹部を当てて体重をかける（図1B）．
❸手技が成功して呼吸状態が回復すれば，異物を求めて口腔内を検索する必要はない（異物は喀出されている）．

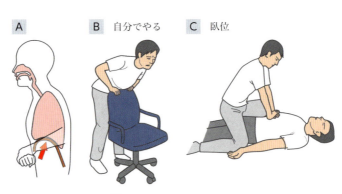

図1 ● ハイムリック法
C）小児の場合は指先を当てて押す

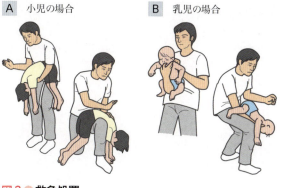

図2 ● 救急処置

2) 坐位

❶手技は図1Aと同じである．背中に固い椅子の背があるため，より効果が上がる．

3) 臥位

❶両膝をついて，腰にまたがり，体重を掛けて上方に押し上げる（図1C）．小児患者への場合も同様に行う．この場合は指先を当てる．

4) 小児・乳児の場合

❶窒息により時間的余裕のないときは，小児の場合は，膝の上にうつ伏せにしたり，腰を抱えて，肩甲骨の間を手掌で5回強く叩く（図2A）．
❷乳児の場合は，指を口の中に入れて舌を押さえて，少し柔らかく叩く（図2B）

> memo 筆者が以前に看護師向けにこの手技の講演をしたとき，数日後に家族が誤嚥して窒息したため，早速，習ったばかりの手技を行って助けることができた，と報告を受けたエピソードがある．

うまくいかないとき

解除のためには，**4～6回の繰り返しが必要**である．95％が6回目までに成功している．逆に1～2回で成功したのは62％であった．異物が強固に気管に固着するもの（例：クレヨン），ひも状の長いもの（例：肉片）は，成功しにくい．手技の間違いがあるなどで，最初の救助者は失敗したが次の救助者は成功する例もある．

注意点・リスクマネジメント

いわゆる「絞め技」になってはならない．肋骨骨折が発生する．嘔吐が多いがそれによる重大な合併症の発生は少ない．胃破裂という重大な合併症の報告例もあるが稀である．

コンサルトのタイミング

この手技ではない．迅速な救急施設への搬送しかない．

> **memo ハイムリック法成立の経緯**：アメリカでも，年間に多くの人が窒息死している．特に1歳未満の子供の窒息死が多い．このことを憂慮したハイムリック医師が，犬の実験で横隔膜下を押すと異物を吐き出すのに十分な空気を生じることがわかった．1974年のEmergency Medicine誌に発表し成功例が集積され，このため，1975年には，American Medical Association's Commission on Emergency Medical Serviceによって認められた．成功例のなかには，2行の記事を読んだ母親が9カ月の乳児を，盲目の人が声の出る本で知っていたために妻を，11歳の子供が電話での指示で2歳の子供のあめ玉事故を，救命したなどの報告がある．この手技は，立ってる人でも，座っている人でも，床に横たわっている人でも，自分自身でも行える（図1）．

民間伝説の危険性（掃除機を突っ込め）

窒息時に，巷間言われている，掃除機を突っ込んで取り出すのは危険である．口腔内の出血をきたすため，専用の減圧ノズルを使うべきである．

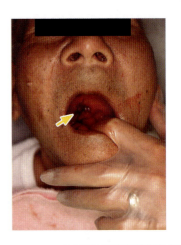

異物除去時の介助

術者が鑷子で異物の一部を除去したとき，それを拭い取ってもらうように介助を付けると，目を離さずに次の異物に対応できて便利である．

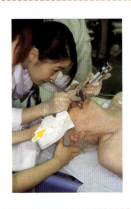

第2章 呼吸器

B 各論：除去手技の実際

2. 咽頭・口腔内異物

千代孝夫

 到着時は，まず発声を確かめる．喉頭鏡を用いて咽頭を展開し，直視下に異物を除去する．
異物が嵌頓した場合は気管切開が必要になることもある．

概要

- 口の中に指を入れて異物を掻き出す場合は指をかまれないよう注意する．バイトブロックを使用したりガーゼを指に巻いて行う．ときには異物を奥へ押し込み悪化させることもあるので異物が口腔内に確実に見える場合以外は行わない．
- 電気掃除機による吸引は，わが国独特の方法であるが，そのままノズルを入れてはならない．専用の細い（口径13 mm）吸引ノズル（イマムラIMG吸引ノズル）を取り付け，奥まで入れずに（5 cm程度），口と鼻を塞ぎ2～3秒のみ行う．長く吸引すると自発呼吸ができなくなる．

準備するもの

- 患者到着前に，喉頭鏡，マギール鉗子（図1A），異物鉗子（図1B），長い鑷子，吸引セット〔太い吸引チューブ（側孔を切除したもの）〕，人工呼吸セットに必要な器具を準備しておく．

手技の手順

❶**前処置**：モニター機器の装着，点滴ルートの確保を行う．
❷迅速な処置が必要であるが，患者到着時には，まず「**発声**」を確かめる．発声，発語があれば，少し時間的余裕がある．
❸到着後は，呼吸音などの全身状態を観察，採血を行い，点滴路確保，モニター類を装着する．
❹**手技**：喉頭鏡を用いて咽頭を展開し，口腔内を観察する（図1C）．

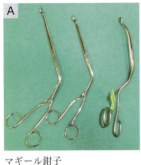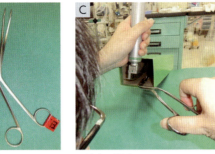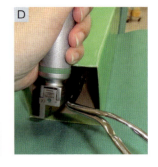

マギール鉗子　　　　　異物鉗子　　　　　口腔内の観察

図1● 喉頭異物除去器具と手技

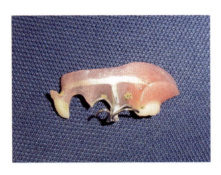

図2● 危険なクラスプ

❺直視下に，マギール鉗子，異物鉗子，長い鑷子，吸引セットを用いて異物を除去する（図1D）．

❻**除去のコツ**：異物の種類や介在部位によって，取り出しやすい器具が異なる．このため，各種の器具があるとやりやすい．介助者の能力にかかわることが多いので，介助者はベテランの医師や看護師がよい．

❼除去前の「BMV（バッグマスク換気）」は，異物を押し込んだり，効果がないので**不可**である．

- 1つの塊ではないことがほとんどなので，助手が取り出した異物を器具から「拭い取って」くれたり，吸引チューブを渡してくれると，作業がやりやすい．
- **［義歯の場合］** 義歯の端には「クラスプ」と呼ばれる先の鋭い金属が付けられていることが多く（図2），これが軟部組織に刺入していることがある．そのときは刺入方向に注意し反対側に引っ張って摘出する．
- **［魚骨の場合］** 特殊で頻度の高い異物に，魚骨の刺入がある．この場合は，異物鉗子が有用である．唾液に隠れたり，光って見えにくい場合がある．しかし患者の訴える側に必ずある．ただし，異物感のみで落ちている場合も多い．噴霧式の8％キシロカインで少しづつ麻酔をして行う．最初は舌から行うのがコツである．

memo ベテラン医者の強みは思い切ったことができること．クラスプが食い込んで，どう引っ張っても取れない義歯があったが，馬鹿力で「エイヤァ」と引っ張ったら取れたことがある，が！よい子は真似をしないように．

❽**除去後の処置**：状態の安定化，呼吸の安定化が得られたら，画像検査，血液検査を施行して状況を把握する．気管支内に異物がある場合は，気管支ファイバースコープにて除去を試みる．

うまくいかないとき

1）緊急気管切開

- 声門上で異物が嵌頓して除去困難で，窒息した場合は，**緊急気管切開**を行う（トラヘルパー®，ミニトラック®などの専用器具を使用することもある）．
- チューブを差し込むときは，盲目的に押し込まずに，確実に切開口を確認してから押し込むのがポイントである．気管口のつもりが皮下に押し込むことがしばしばある（図3）．確認は吸引チューブを挿入してみる．気管に正しく入っている場合は，スムーズに出し入れできる．

>
> - 背中に（頭の下ではない）30 cm × 30 cm × 8 cmくらいの固い枕を置くと頸部がしっかり進展されて施行しやすい．
> - 便利なデバイス：気管切開チューブと呼吸器を繋ぐ蛇管が有用である（図4A）．チューブは，ポーテックス社製が，先が細くて差し込みやすい（図4B）．

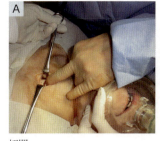
切開

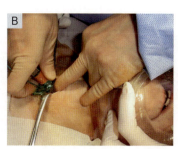
チューブの皮下への誤挿入に注意する

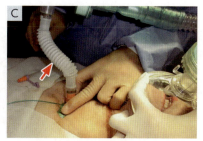
呼吸器に接続する際に便利な接合蛇管（→）

図3● 気管切開

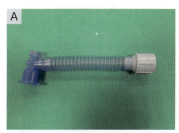
呼吸器への接続蛇管

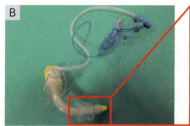
挿入しやすい先が鋭い製品

図4● 気管切開に便利なデバイス

注意点・リスクマネジメント

- **出血**：未熟な者が不用意に行うと，施行中に甲状腺動脈，前頸静脈，甲状腺，切開後創周囲からの出血をきたすことがある．また，低い位置（第4気管輪以下）で施行され，長期間気管切開チューブが留置された場合は，稀に無名動脈から大出血をきたすことがある．これは，気管切開チューブもしくはカフによる無名動脈壁の穿孔によって起こり，非常に致命率が高いため気管切開は低位では行わないようにする．
- **気胸・皮下気腫**：高齢者では，肺尖部が高位にあるため，施行中に誤って肺尖部を傷つけた場合に発生する．
- **誤挿入**：気管切開チューブが誤って前縦隔などに挿入されると縦隔気腫，皮下気腫，気胸を生じる．この場合は，適正に換気ができないので直ちにチューブの入れ直しが必要である．
- **脱落**：施行後のX線撮影や，移動の際には，容易に脱落するため注意する．そのうえ施行直後は，瘻孔が完成していないので，再挿入がブラインドでは困難であるため，必ず創を再開放して直視下に挿入する．

コンサルトのタイミング

- このタイプの異物は緊急性が高いために，「まず，ファーストタッチをした後，困難なために，コンサルトして…」という経過は，危険性が高く，取りにくい．
- 習熟した指導者にコンサルトして，それを含めたスタッフで治療体制を整えて，待つべきである．

咽頭異物：義歯を力づくで除去した例

クラスプが咽頭壁に刺入して内視鏡では除去困難であった．このため，マギール鉗子で把持して，刺入方向とは逆方向へ思い切り引っ張ることで，無事除去できた．古狸ならではの思い切った手技である．

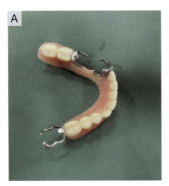
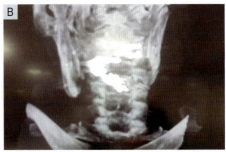

のど詰まりの原因には何でもあり：海苔・包み紙・銀紙

窒息の原因となる咽頭異物で，思いつかない物質として，「海苔」（A）や「キャンディの包み紙」（B）「ヤクルトの銀紙」（C）がある．

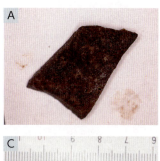
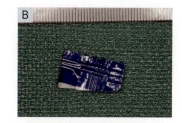
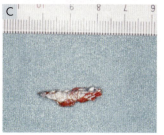
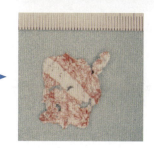

第2章 呼吸器

B 各論：除去手技の実際

3. 気管内・気管支内異物

千代孝夫

下気道異物は，麻酔下（全身，局所）にて硬性気管支鏡もしくは気管支ファイバースコープの観察下に摘出を行う．硬性気管支鏡は操作中の換気が容易であり，摘出も習熟すれば比較的容易であるため好んで用いる医師もいる．しかし，操作には熟練が必要であり右上葉が盲点になる．
気管支ファイバースコープは，操作は容易で盲点も少ないが，ファイバーの径が細く大きな異物には向かない．換気はアダプターを使用すれば可能である．異物の種類に応じた摘出器具がある．結論としては熟練した術者が好みの器具で行うのが一番である．

概要

- 熟達した術者，ないしはそのバックアップ，複数のスタッフ，麻酔医の介在なしで実施してはならない．

準備するもの

摘出用器具（硬性気管支鏡もしくは気管支ファイバースコープ，必ず吸引セット），麻酔器具（鎮静薬，筋弛緩薬），蘇生器具

手技の実際

❶ 到着後は，まず「**発声**」を確かめる．発声，発語があれば，少し時間的余裕がある．その後は，病態を観察する．重症例では，陥没呼吸や吸気性喘鳴を認める．
❷ 採血を行い，点滴路確保，モニター類を装着する．
❸ 低酸素によるチアノーゼ，呼吸不全，意識障害があれば，**気管挿管**を最初に行う（異物を押し込むリスクはあるが，救命が優先される）．
❹ 次に，**画像検査**（単純X線，造影CT検査，MRI）を行う．
❺ 気管，気管支に異物を認めた場合は**軟性気管支鏡**で除去を試みる（図1）．局所麻酔で可能

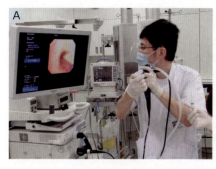 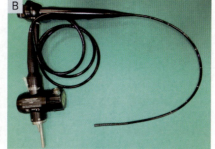

図1 ● 軟性気管支鏡

な場合もあるが，全身麻酔が必要になることも多い．
❻軟性気管支鏡で不可の場合は，硬性気管支鏡などにより除去する．硬性気管支鏡が，除去能力，換気性，画像性能，などにより最も有用であるとする意見もある．

- ステップとしては，①局所麻酔による軟性気管支鏡，②硬性気管支鏡，③全身麻酔下の硬性気管支食道鏡の順で行う．
- 豆類などの穀物の場合は異物が水分を吸収して脆弱になっていることが多い．この場合は，鉗子で把持するとつぶれて散らばってしまう．このため，吸引チューブに吸着させて摘出する．

1）器具の選択肢と特徴[1]

❶**硬性気管支鏡**：全身麻酔下に，硬性気管支鏡を主気管支，さらに末梢に挿入する．これで異物が確認されれば異物鉗子，異物が脆弱なようであれば吸引チューブに吸着させて除去する．本器具を長期に使用すると，気管支壁の損傷や気道浮腫，喉頭浮腫が発生する危険性があるため注意する．人員的にも補助をするスタッフが必要になる．

❷**気管支ファイバースコープ**：ラリンジアルマスクにて人工呼吸を行い，マスクから細径の気管支ファイバースコープを挿入し，異物を確認する．
確認できれば鉗子チャンネル付き気管支ファイバースコープを挿入し，生検鉗子を異物の向こう側に挿入，異物を越えたところで鉗子を開き異物をかき寄せる．
次にファイバーの吸引チャンネルを用いてラリンジアルマスク内まで異物を移動させ，次いでマスクごと異物を除去する．異物のかき寄せにはフォガティカテーテルを用いる方法もある．

❸ **❶・❷両器具ミックス方式**：摘出前後はラリンジアルマスクと気管支ファイバースコープで行い，摘出には硬性気管支鏡を用いる方式の有用性は報告されている．

❹**ラリンジアルマスクの有用性**：サイズ2であれば，内径は7 mmあるため，5 mm外径の気管支ファイバースコープが挿入可能であり，かつ，F型コネクターを利用すれば換気も可能である．また，声帯損傷がなく呼吸循環系に影響の少ない利点がある．欠点としては嘔吐時や出血時には誤嚥の危険性がある．

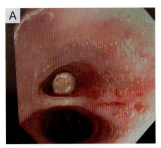

A 気管支鏡で視認
B 異物鉗子で把持

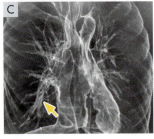

C X線
D CT

図2● 気管支異物（釘）

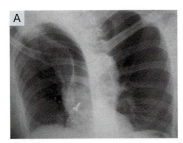
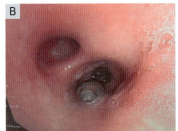

A X線
B 気管支鏡で視認

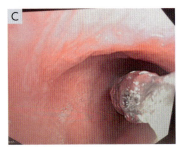
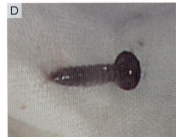

C 異物鉗子で把持
D 摘出したネジ

図3● 気管支異物（ネジ）

2）硬性気管支鏡による除去

❶**管理**：必ず麻酔医による管理とモニター下で行う．
❷**挿管**：筋弛緩薬を用い，硬性気管支鏡を舌根部に挿入して，喉頭を観察しつつ喉頭蓋を展開

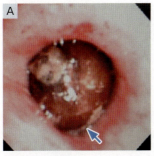
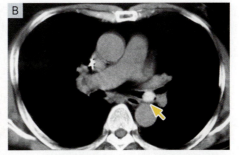

気管支鏡で視認

図4● 気管支異物（うめぼし）

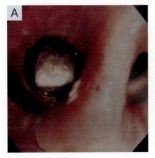
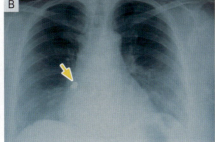
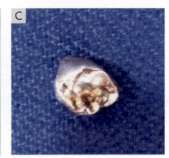

気管支鏡で視認　　　　　　　　　　　　　　　　　　　　　　摘出した歯冠

図5● 気管支異物（歯冠）

して挿管する．

❸ **抜管**：喉頭蓋まで硬性気管支鏡を進め，喉頭を観察しつつ，挿管チューブを抜去する．

❹ **硬性気管支鏡の挿入**：抜管直後に気管支鏡を喉頭蓋にかけると簡単に挿入できる．声帯を越えるときは，気管支鏡の先端を回転させて傷つけないようにする．

❺ **換気**：気道抵抗が高いときは，high flow jet ventilationを用いる．空気漏れが多い場合は，気管支鏡の先にカフを取り付ける．

❻ 大きな異物はオプチカル鉗子で，小さいものは側口から挿入するフレキシブル鉗子を使う．

❼ 摘出鉗子の操作中は，異物の押し込みを避けるために換気を中断する．その前には十分な酸素化を行っておく．

❽ 脆い異物が粉砕された場合は気管洗浄（乳幼児1回2 mLの生食注入）と吸引を行う．

❾ 術後に喉頭や気道の浮腫が予想される場合には，ステロイド（デカドロン® 0.1〜0.2 mg/kg）やアドレナリンの吸入や全身投与を行う．

うまくいかないとき

- 主気管に介在し除去不能な異物に対しては，緊急気管切開を行い換気を確保しつつ，より広

い口径の気管支鏡にて除去する．
- 主気管に介在する異物には，経口挿管後，挿管チューブを押し込んで気管支に押し込む緊急避難措置もある．

症例

Case　難渋した症例への実際の工夫（図6）

症例：3歳女児，トウモロコシを食べて咳込んだために来院する
所見：意識クリア，酸素化SpO_2：100％，「あー」と発語あり，右肺のエア入り悪い．
検査：CTにて，右気管支に異物あり（図6A），右肺の過膨張あり（図6B）．

＜対応＞
①全身麻酔＋気管挿管（4.5 mm）で試みる．
②細い軟性気管支鏡でトライ→把持鉗子が小さいため把持力弱く摘めない．
③抜管して，太い軟性気管支鏡で大きい把持鉗子で把持→声門で引っ掛かって取れない．
④小児用喉頭直達鏡（kleinsasser）で，バスケット鉗子で試みるが→気管が細くバスケットが開かない．
⑤小児用喉頭直達鏡で，キュレットで試みる→滑って上手く引っ掛からない．
⑥小児用喉頭直達鏡で観察しながら，軟性鏡用の鉗子で，異物を筒の内部まで引き込み筒ごと抜去して成功した！（図6C, D）

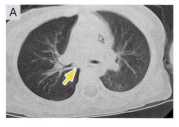
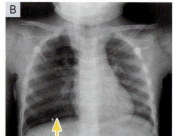
Holzknecht徴候

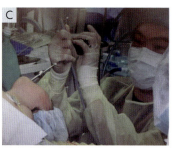
硬性気管支鏡

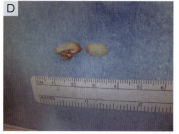
摘出した異物

図6 ● 難渋した症例（トウモロコシ）

注意点・リスクマネジメント

- 幸い，摘出までには，ある程度の時間的な余裕はあるので，十分なスタッフ，体制，機材を収集，整備する．
- そして，それらが整わないなかでは，施行してはならない．重大な合併症や医療事故が発生する恐れがあることを自覚する．

コンサルトのタイミング

- 術者としては，呼吸器内科医，耳鼻科医，胸部外科医，小児科医，麻酔科医などが，かかわることが予想される．それぞれの科の医師をリストアップし，いつでも，コンサルトできるようにしておく．

文献

1) 森田真理, 他：小児気管支異物摘出における工夫. 小児耳鼻咽喉科, 30 (1)：42-46, 2009

主気管にある異物？

呼吸困難で救急搬送された患者の断層撮影．
外因性の異物かと思われたが，実は気管支粘膜にできた腫瘍であった．

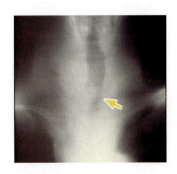

第3章 皮下・爪下

A 総論

皮下・爪下異物の特徴と診察の進め方

上田晃一, 赤松 順, 塗 隆志

> **Point**
> さまざまな形態をした物質が皮下や爪下に異物として埋入する可能性がある. 問診によって受傷の状況, 異物の形状を尋ねる. 摘出にあたっては異物の局在を知ることが最も重要で, それには単純X線, 軟X線, CT, 三次元CT, エコーやMRIを駆使することになる. 異物の周囲の神経や血管, 腱などの存在を確認し, それらを傷つけない注意が必要である. また異物摘出後の感染予防についても注意を怠ってはならない.

概要

1) 皮下・爪下異物の背景とよく出会う異物

- **皮下異物**：ガラス, 金属, プラスチック, 石, 木片, 植物のトゲなどがあげられる. 交通事故や転倒, 転落, スポーツ, 作業中などさまざまな異物が顔面や体の皮膚, 皮下組織に埋入する可能性がある.
- **釣り針**：手や上肢, 顔面, 頭部など体のいたるところに埋入する（図1）.
- **埋伏針**：走っているときや裸足で床の上を歩いているときに, 足底部に埋入する（図2）.
- **爪下異物**：木製のトゲなどが爪下に挿入することがある.

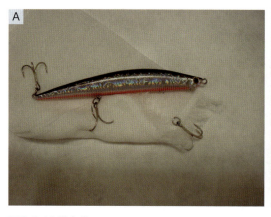
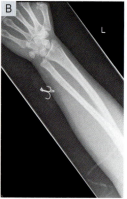

図1 ● 41歳女性
A) ルアー型の釣り針. 脱落している針の部分が前腕に刺さる. 筋層には達していないが, 切開して摘出, ペンローズドレーンを挿入して, 縫合した
B) 前腕のX線写真

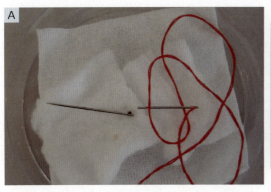
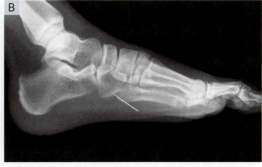

図2 ● 13歳女性．学校で裁縫針が上履きを貫通
A) 尖端の折れた針先部分が刺入
B) X線写真

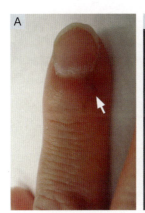
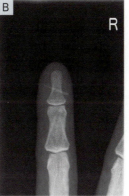

図3 ● 52歳女性．鯛を調理していて，ヒレが右示指に刺さる
A) ⇨に少しわかりにくいが刺入口らしきものがある
B) ヒレがX線に写っている

病態と病態に関連する基礎知識

1）皮下・爪下異物の病態

- **皮下異物**：患者は何かが刺さっているような痛みを感じ，刺入口や出血点を認めることがある（図3）．皮下にある異物が表面から透けて見えたり，外から触れることがある．また刺入口が見つからないときや異物感がないときもある．
- **釣り針**：皮膚や皮下組織の表層に埋入し，皮下組織より深部に埋入することはない．しかし腱や神経が近くを走行しているときは注意が必要である．
- **埋伏針**：患者が足に荷重したときに，異物感や痛みを感じる．
- **爪下異物**：患者は軽度の不快感からずきずきする痛みまでさまざまである．外から爪の下にある異物が見える．

2) 関連する基礎知識

- 異物の形態によって創の形や深さを推定する．
- **Golden time（受傷6時間以内）** を経過しているときは，**感染創**として扱う．
- 木製などの植物性の異物は金属製の異物と比較して組織反応が強く，残存すると後に肉芽形成，膿汁排出，膿瘍形成や蜂窩織炎の原因になることがある．
- 木片には表面に泥や石などが付着していることが多い．
- 感染創や汚染創，泥や石の付着創では深部汚染によって**破傷風**をはじめとする嫌気性感染が発症する可能性があるので注意が必要である．

診察・検査の前にすべきこと

- **異物の持参**：摘出の際に重要な情報となるので同じものがあれば持参させる．釣り針などはその形態によって摘出方法が変わる．

身体所見・症状とその評価

1) 基本的な症状

異物感の存在や痛み，それらの症状が荷重や体位，触診によってどのように変化するかを問診する．

2) 診察

創をよく観察する．
- 異物が見えるか．外に出ているか．皮下の異物が透けて見えているか．
- 異物の刺入口はあるか．
- 周囲の発赤・腫脹はないか．
- 異物の局在は？
    創から出ている異物の形状から，到達している異物の深さ，X線に写るか，異物の周囲に重要な血管や神経，腱などが存在しないかを見る．
- 握雪感の有無など

問診のポイント・患者対応

- 原因となった異物について詳しく尋ねる．その形態によって創の形や深さを推定する．
- 受傷の状況，受傷の時間について，本人がわからなければ周囲の人に尋ねる．

- すでに行われた処置の内容を聞く．
- 糖尿病や免疫抑制剤の内服の有無など患者が易感染状態でないか尋ねる．
- 内服状況やアレルギーについて問診する．

行うべき検査と検査所見

1）単純X線写真

- 異物が皮下のどの部分に存在するかを決定することが重要である（図4）．
- **X線2方向撮影**を行う．
- 異物の刺入口がある場合，紙クリップなどのマークとなる物体をテープで固定して撮影する．
- よく写る物質：金属，ガラス
- 写らない物質：木片などの植物性のもの

2）軟X線撮影

- 単純X線で写らないときや単純X線で写らない物質の可能性があるとき撮影する（図5）．
- 握雪感があり，ガス壊疽などが疑われるとき，**ガス像の検出**に用いる．
- よく写る物質：針/ガラス，魚骨（大きなもの）
- 写らない物質：植物性のもの

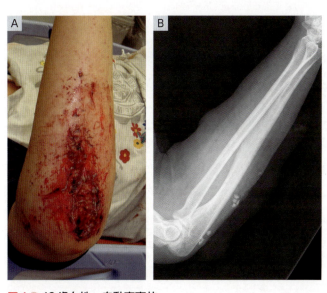

図4 43歳女性．自動車事故
A）右前腕の挫滅創
B）X線にガラスと思われる異物が写っている

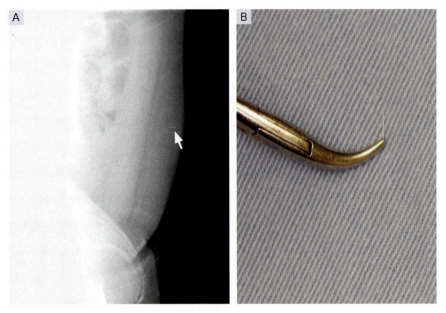

図5 ● 15歳女性．インスリン自己注射用の針（34 G）が折れ，腹部に埋入．エコーを施行するも描出できず．顕微鏡下に針を摘出した
A）軟X線像．▷が埋入した針を示している
B）摘出した注射針

3) エコー

X線に写らない物質の検出に有用である．しかしエコーに写らない異物もある．
- よく写る物質：金属，魚骨，ガラス
- 写らない物質：異物の形状による

4) CT検査

- MRIと比較して緊急性に優れ，**金属製の異物**を検出できる．
- 周囲組織が描出されるため，局在の把握に優れている．
- 骨折や出血などの合併を把握できる．
- **自動車のフロントガラス，金属，鉛筆の芯**などはX線の吸収係数が高いため，検出されやすい．特に金属片はアーチファクトを伴うことがあるので，描出されやすい．
- 木片は乾燥していれば低吸収域で，体内で徐々に水分を吸収し10日以上経過すると，高吸収域に変化する．木片異物はさまざまな形態を示し，表面に泥などが付着していることが多い[1]．
- 三次元CTを利用すると異物の局在と分布がわかりやすい（図6）．
- 泥は高吸収域を呈する．

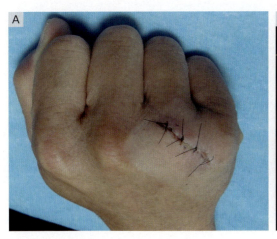
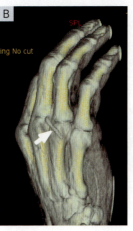

図6● 50歳男性
A) 家をかたづけているときに竹で受傷．竹の全長を切開して摘出した．術後若干の発赤を認める
B) 摘出前の画像．三次元CTで竹の局在がわかる

5) MRI検査

- **金属の異物が予想されるとき，禁忌である．**
- 木片はT1強調像では水分の影響が少なく，脂肪より低信号となる．
- T2強調像では水分は高信号となるため，水分の吸収とともに木片は徐々に高信号となる．

除去後の説明・予防対策

- 異物が泥や土で汚染している可能性があるとき，**破傷風の発症を予防する対応**を行う．破傷風の免疫がない可能性が考えられるとき，破傷風トキソイドの投与を行う．汚染が高度のとき，破傷風ヒト免疫グロブリン250 IUも投与する．
- **異物の取り残し**の可能性がある場合，そのことを**必ず患者に説明する**．
- ガラスや金属製の異物は長期間無症状で経過した後に露出することがあることを説明する．
- 異物摘出後も創感染が生じる可能性が高いことを説明する．
- 創部の発赤・腫脹の出現，疼痛の出現や増強が生じた場合に，外来を受診することをよく説明する．

- 皮下異物が金属性である可能性があるとき，絶対にMRI検査を行ってはならない．
- 異物の探索を長時間（15〜20分以上）すべきではない．そのときは上級医や専門医にコンサルトすべきである．
- 眼窩内に異物が存在するとき，眼科医や形成外科医にコンサルトする．

> **コツ** 無血野を確保することが重要である．指では麻酔の指ブロックを行い，ペンローズドレーンなどを用いて駆血する．その他の部位では1％エピネフリン入りキシロカイン®を用いて出血を抑制し，助手に神経鈎などの鈎を用いて介助してもらう．

> **memo** 深部に存在する異物の探索にあたって最も重要なことは異物の局在を知り，周りに重要な神経や血管，腱などの存在を認識することである．そのためには三次元CTだけではなく，複数の方向にスライスした二次元のCTもよく読影し，異物の周りの解剖学的な構造について認識することが重要である．

文献

1) 上田晃一：創傷形態からみた処置法―咬創，刺創，異物埋入創．形成外科，49：S67-72，2006

皮下に刺入したシャープペンシルの芯

少年が悪戯で行った，シャープペンシルの芯の腹部の皮下への刺入である．芯が折れて遺残しないように慎重に除去した．

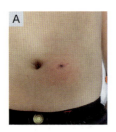
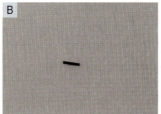

折れて皮下に遺残したミシン針

学校の家庭科の授業で裁縫中に，ミシン針が突き刺さり，かつ折損した．よく遭遇するパターンである．

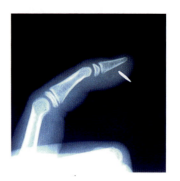

本当にあった こんな異物

抜去困難な指輪：①ワイヤカッターが有用

　伝統的な方法（糸を巻くなど）では，絶対抜去不可能な皮下に埋没するようなものがある．市販されている"リングカッター"では時間が掛かり，かつ成功しない．ホームセンターで市販されているワイヤカッターが有用である．簡単に切断できる．

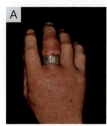
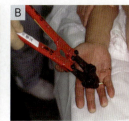
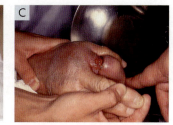

抜去困難な指輪：②切断のコツ

　高齢者はこのように悪化するまで放置？しておく（写真A）．
　食い込んだ指輪を2点で持ち上げれば十分で，大きな隙間を作る必要はない（写真B〜E）．

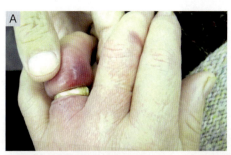
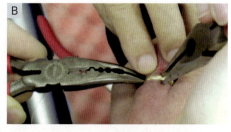
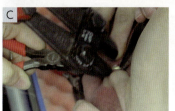
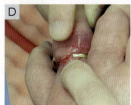
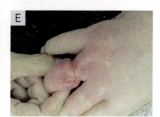

本当にあった
こんな異物

鉄製のナットの抜去困難

　悪戯で少年が指に嵌めたら抜けなくなった（写真A）．角が鋭利で滑らせることができない（写真B），鉄製のものの切断には，より強力な大きなカッターが必要である（写真C）．
　また引き伸ばすことができないので複数箇所での切断が必要になる（写真D）．

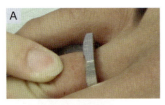
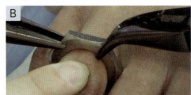
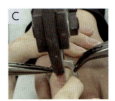
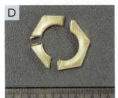

第3章 皮下・爪下

B 各論：除去手技の実際

1. 皮下異物

上田晃一，赤松　順，塗　隆志

木片異物，ガラス，プラスチック，釣り針，埋伏針などさまざまな異物が皮下に埋入する可能性がある．それらの異物の形態や局在を正確に把握することで安全に除去することが可能となるが，異物の種類によってX線に写るものと写らないものがある．またX線ではっきりと写っていても正確に異物にたどり着くことが難しいことがあるため，ここではその到達する工夫と安全な摘出法について述べたい．

木片異物（長いもの）

概要

- トゲの大きなもの（木片）は皮下異物となることが多い．**大きなものは決して引き抜かないで，全長にわたって切開して露出させ，除去する．**

準備するもの

- 麻酔薬（1％エピネフリン入りキシロカイン®）
- 15番メス
- 攝子（無鈎のもの，異物を挟むのに用いる）

手技の手順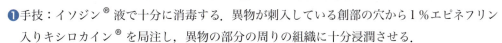

❶手技：イソジン®液で十分に消毒する．異物が刺入している創部の穴から1％エピネフリン入りキシロカイン®を局注し，異物の部分の周りの組織に十分浸潤させる．

❷15番メスを用いて，異物の表層の皮膚を異物の長さの全長にわたって切開し，異物を露出させる（図1）．

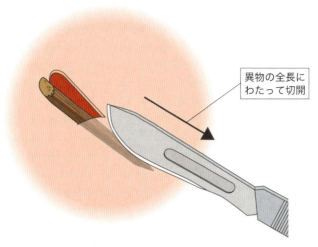

図1● トゲ（木片）を除去するための切開の方法
文献1を参考に作図

❸露出した異物を除去する．
❹異物の遺残をなくすために十分に生理食塩水で洗浄し，消毒する．
❺必要ならば汚染組織をデブリードマンする．
❻できる限り開放創とするが，無理なときは必ずドレーンを挿入する．

うまくいかないとき

- メスを持つ反対の指で異物を保持して，メスを入れるとやりやすい．
- 異物の全容がわかりにくいとき，エコーを利用することもある．

注意点・リスクマネジメント

- 異物が深部に達しているとき，メスを入れる際に，**神経や腱，血管**の位置を確認して損傷を避ける．
- 異物を取り出したつもりでも，小さな異物が遺残して，感染を引き起こす可能性があることをよく説明する．
- 木片が泥や土で汚染されているとき，**破傷風**に対する対応を行う．
- 破傷風の免疫がない可能性が考えられるとき，破傷風トキソイドの投与を行う．汚染が高度のとき，破傷風ヒト免疫グロブリン250 IUも投与する．

コンサルタントのタイミング

腱や血管，神経がすぐ近くを走行しているときや，異物がそれらの組織を貫いて損傷しているとき．

症例

■ Case

14歳男性．ベランダから転落して，木片が顔面の頬部から上眼瞼にかけて突き刺さる（図2）．顔面のため異物の挿入部をすべて切開するわけにはいかず，刺入部をメスで切開して少し広げて，木片を抜去．創部を十分に洗浄し，ドレーンを挿入して創を閉鎖した．

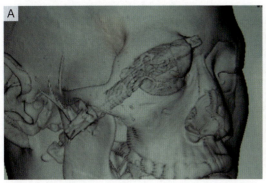 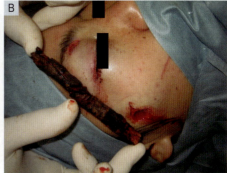

図2● 14歳男性．マンションのベランダより転落し，木片が顔面に刺さる
A）三次元CT画像．異物の局在がよくわかる
B）摘出された木片異物

- 必ず取れるという確証がない限り，刺の先端をつまんで引き抜いてはならない．
- 無血野を心がけて，決して出血しているところで異物を探すべきではない．
- 長時間（15〜20分）以上にわたって異物の捜索に時間を費やすべきではない．

memo 前述の症例（図2）については，木片の取り残しがないことを確認するため，創部から内視鏡を挿入して観察した．

皮下異物

概要

- **金属片，ガラス，プラスチック，小石，木片**などが皮下異物になりえる．
- 患者の損傷の原病歴をよく聞き，小さな穴の開いた傷や出血点，異物感が存在するときに皮下異物を疑う．
- X線撮影によって異物が確認されるが，木片やプラスチック，植物のトゲなどは写らないので，そのようなときはエコーを用いる．

準備するもの

- 麻酔薬（1％エピネフリン入りキシロカイン®）
- 注射針（23 Gもしくは25 G）
- ゾンデもしくは涙管ブジー（異物を探知するために用いる）
- 小攝子（異物を挟むのに用いる）
- 15番メス

手技の手順

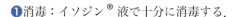

❶消毒：イソジン®液で十分に消毒する．
《異物が外から見え，はっきりと触れるとき》
❷小攝子でつまみ出す．
《異物が外から見えなくて，深くにある場合》
❸1％エピネフリン入りキシロカイン®を用いて周りが腫脹しない程度に局所麻酔を行う．
❹ゾンデもしくは涙管ブジーを異物の刺入口に静かに挿入し，ゆっくりと進める．うまく進まないときはゆっくりと前後させながら進める．
❺ゾンデもしくはブジーが異物に接触したときその位置で固定し，もう一方の手で15番メスを用いて，ゾンデに沿うようにして切開を行い，異物に達するまで創を広げる（図3）．
❻露出した異物を除去する．
❼異物の遺残をなくすために十分に洗浄を行う．
❽軽く縫合する．必要に応じてドレーンを入れる．

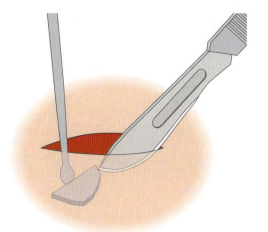

図3● 皮下深くにある異物の除去方法
刺入口からゾンデもしくは涙管ブジーを挿入して、異物に接触させる．異物が発見されれば，メスを用いて刺入口を広げて，攝子で異物をつまんで摘出する
文献1を参考に作図

うまくいかないとき

うまく異物が見つからないときはエコーガイド下に探索するか，上級医にコンサルトする．

注意点・リスクマネジメント

- **異物がうまく除去できれば，必ずしも抗菌薬を内服させる必要はない．**
- 感染が併発する可能性があることを患者に十分に説明する．
- 異物が泥や石で汚染しているときは，破傷風発症に対する予防を行う（前述）．

コンサルタントのタイミング

眼窩に達しているものや，骨折の合併，神経や血管，腱に達しているもの．

- 金属の異物が疑われるとき，MRIは禁忌である．
- 神経血管束や腱の存在が疑われるところは決して切開を行わない．
- 異物の位置がわからないときは，盲目的に攝子を入れて異物をつかもうとしたり，切開を広げたりしない．

第3章 皮下・爪下

足の埋伏針

概要

- 走ったり，裸足で歩いたりするときに生じる．
- 荷重をかけたときに異物感を感じる．
- 針の刺入口が見つかり，針がそこから突き出ていることがある．
- 針の刺入口が見つからないときもある．

準備するもの

- 紙クリップ（X線撮影時のマークとして用いる）およびテープ
- 麻酔薬（1％エピネフリン入りキシロカイン®）
- 注射針（23 Gもしくは25 G）
- モスキート鉗子（針を挟むのに用いる）
- 11番メス

手技の手順

❶X線撮影：紙クリップをマーカーとして針の刺入口近くにテープで固定する．足のX線撮影（2方向）を行う．
❷イソジン®液で十分に消毒する．
❸麻酔：1％エピネフリン入りキシロカイン®で麻酔する．足底部から針を刺入するよりも，足の側面から刺入する方が刺入時の痛みが和らぐ．
❹X線像からクリップと埋伏針の位置関係を把握して，11番メスを用いて，埋伏針の中間点あたりを針の方向に対して直角に切開する（図4A）．メスの先に針が接触することを確認する．
❺モスキート鉗子を切開線から挿入して，埋伏針をつまみ，刺入口に向かって押し出す（図4B）．
❻もう1本のモスキート鉗子で，刺入口から出てきた針をつまんで引き出す．
❼切開線を縫合する．

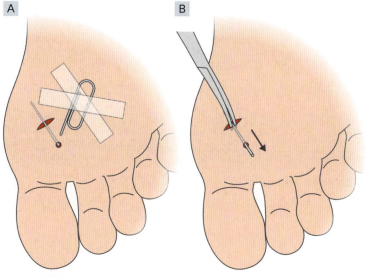

図4● 埋伏針の摘出法
A) マーカーのクリップを目安に針に対して直角方向に切開線を入れる
B) 切開線からモスキート鉗子を挿入して針をつまみ，刺入口の方向へ押し出す
文献1を参考に作図

うまくいかないとき

- モスキート鉗子で埋伏針をつまんで刺入口からうまく出ないとき，11番メスを用いて刺入口に補助小切開を入れて押し出す．

注意点・リスクマネジメント

- 切開するときに，**足底部にある腱，神経，血管の位置に注意する**．

・創が汚染しているときは針の方向に対して平行に切開を行わない．
・抗菌薬の投与は必ずしも必要ではない．

釣り針除去

概要

- いろいろな形の釣り針があり，どのような形の針であるかを問診する（図5）．

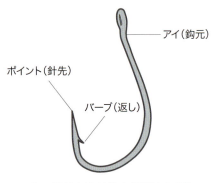

図5 ● 一般的な釣り針の各部位の名称

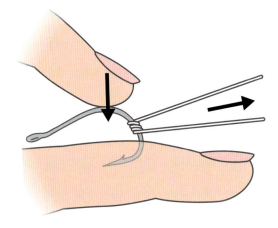

図6 ● 糸引き抜き法
針を押さえつけながら，糸を一気に強く引っ張って引き抜く

- 除去にあたって重りや糸などの付属しているものをすべて除去する．
- X線撮影は針の形を把握するために有用で，方向を変えて2方向撮影する．

準備するもの

- 太い絹糸（糸引き抜き用）
- ゴーグル（除去する際に術者の目の損傷を避ける）
- 鋼線カッター（釣り針をカットするのに用いる）
- 持針器（針を保持して抜去するために用いる）

手技の手順

1）糸引き抜き法

比較的表層にあるものに適している．
❶イソジン®液で針と針孔を十分に消毒する．
❷傷口から露出している針の曲りの部分に太い絹糸を巻きつけて固定する．
❸針を皮膚側に押さえつけながら，絹糸を強く一気に引っ張って針を引き抜く（図6）．
❹抜き取られた針を観察して，破損がなく，遺残がないことを確認する．
❺再びイソジン®液で針穴を十分に消毒する．
❻深いものや易感染症の患者には抗菌薬を投与する．

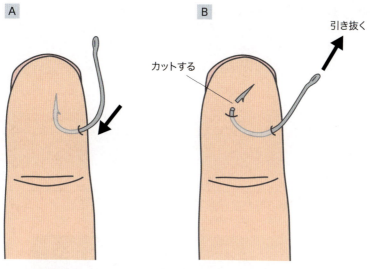

図7● 貫通法〔バーブ（返し）が1つのとき〕
A）ポイント（針先）の方に針を押し進める
B）バーブ（返し）が出てきたら，針先をカットし，逆行性に釣り針を引き抜く

2）貫通法

❶ 大きなものは，麻酔1％エピネフリン入りキシロカイン®で麻酔する．指の場合は1％エピネフリンなしキシロカイン®で指ブロックすることもある．
❷ ポイント（針先）の方向に針を推し進め，バーブ（返し）が出てきたら，針先をバーブを含めてカットする．
❸ 逆行性に針を引っ張って，釣り針を引き抜く（図7）．

うまくいかないとき

- 局所麻酔を併用し，針の刺入部分を11番メスで少し広げると操作がしやすくなる．

注意点・リスクマネジメント

- 必ずしも抗菌薬は必要としないが，易感染症患者では，抗菌薬投与を行う．
- 針入が深いとき，海水・淡水の菌（*Aeromonas*属）をカバーした抗菌薬投与を考慮する[2]．

コンサルタントのタイミング

- 眼球への刺入は眼科へすぐにコンサルトする.
- 腱や骨に達するもの，重要な神経や血管に接するものは，それぞれの専門医にコンサルトする.

症例

Case

71歳男性．右中指に釣り針が刺さる．糸引き抜き法で抜去した（図8）.

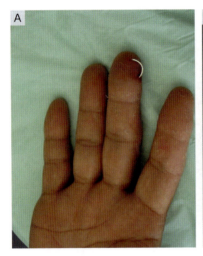
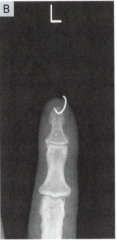

図8●71歳男性
A）右中指に刺さった釣り針，B）X線像

文献

1) Buttaravoli P : Minor Emergencies : Splinters to Fractures, 2nd ed, pp614-643, 2007
2) 許 勝栄:「これ一冊で小外科，完全攻略 持っててよかった」, pp239-243, 2014

ネイルガンでの刺入（浅かった）

ネイルガンが"腹部に刺入した"ということで，救急搬送されたが，先端は，腹腔内には達せず，皮下に留まっていた.

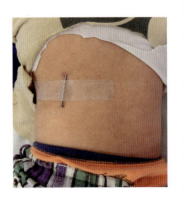

本当にあった こんな異物

いろいろな皮下異物：①木片
木片は細断されてバラバラになることが多い（写真B）．このため，取り残しに注意する．

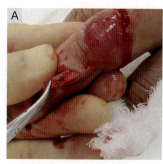
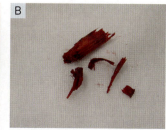

いろいろな皮下異物：②ガラス
ガラスコップを踏んだりして皮下に伏針として発見される．X線非透過性であるため，X線写真を撮れば認識できる．

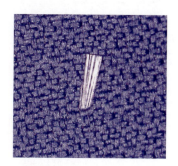

皮下に刺入したフロントガラス
古い車のフロントガラスは強化ガラスであるため，粉々になり，それが皮下に刺入する．除去前はもちろんだが，除去後にも撮像して，取り残しがないかをチェックしておく．

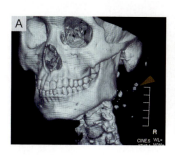
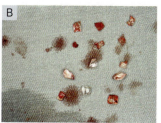

皮下に刺入した釣り針：①貫入法による除去

最初に，取り扱いやすいように，疑似餌部分や糸など，余分な部分を切除する（写真A）．ついで貫入法として，局所麻酔を貫通させる部分に行い，中枢側をペンチで把持して，貫通させる（写真B）．戻り針を切断して，中枢側へ引き抜く（写真C）．

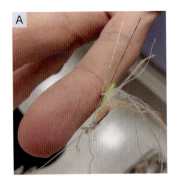
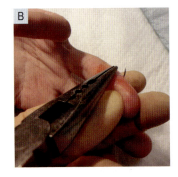
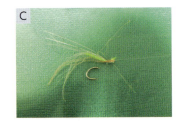

皮下に刺入した釣り針：②3本の針をもつ例

釣り針のなかには，多数の針をもつものもあり，より扱いが難しい．

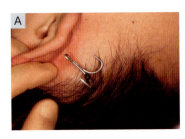
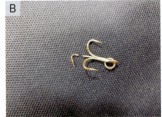

釣り針の上眼瞼への刺入

近頃流行のルアーフィッシング．自分自身へ刺入したり，傍で立っている人に刺入したりする．

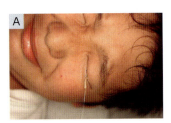
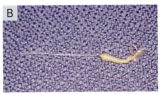

第3章 皮下・爪下

B 各論：除去手技の実際

2. 爪下異物

上田晃一，赤松　順，塗　隆志

> **Point** 木片をはじめとするトゲ状のものは爪下異物の原因となることが多い．小さなものは注射針で抜去できるが，大きなものは爪の楔状切除を要する．放置しておくと感染を併発することがある．感染が周りに波及すると，末節骨の骨髄炎を合併することがあるので注意すべきである．

概要

- トゲ（木片）は爪下異物となることが多い．**小さなもの**は**注射針**で除去することができる．
- **大きな木片**などの爪下異物は**爪を楔型に切除**することによって除去する．
- 症状は軽度の不快感からずきずきする痛みまでさまざまである．
- 外側から爪の下にある異物が見える．

準備するもの

- 麻酔薬（指ブロック用，キシロカイン®のエピネフリンなしのもの）
- 注射針（23 Gもしくは25 G）
- 攝子（無鉤のもの，異物を挟むのに用いる）
- 鋏（直のもの，爪を楔型に切除するのに用いる）

手技の手順

❶消毒：イソジン®液で十分に消毒する．

《短い小さなトゲ》

❷手技：小さなものは注射針で抜去できる（図1）．

小さなトゲ（木片）を注射針などでうまく除去できないときは，爪を楔型に切除する方法に切り替える．

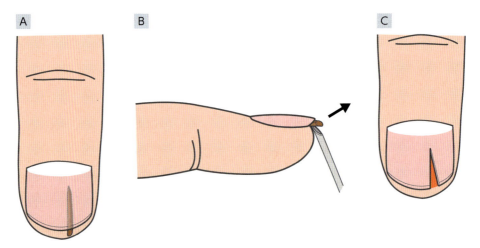

図1 ● 爪下異物の除去方法
A）爪下異物
B）小さなものは注射針（23 Gまたは25 G）で，抜去する
C）爪下異物を除去するための爪の楔状切除
文献1を参考に作図

《長い大きなトゲ》

❸麻酔：大きな爪下異物で，爪を切除する必要があるときは指ブロックを行う．

❹手技：直の鋏を爪のもとに挿入し，異物の表層の爪を楔状に切除する（図1C）．
切除する爪の楔の先端は異物の先端近くまで行う．

❺露出した異物を除去する．

❻異物の遺残をなくすために十分に洗浄を行う．

❼周りの伸びた爪を切って清潔にし，抗菌薬入り軟膏を創部に塗布する．

うまくいかないとき

　　小さなトゲ（木片）を注射針などでうまく除去できないときは，前述の爪を楔型に切除する方法に切り替える．爪を楔状に切除しても必ず元通りに爪は生えてくる．

注意点・リスクマネジメント

　　異物がうまく除去できれば，必ずしも抗菌薬を内服させる必要はない．

コンサルタントのタイミング

- 爪の損傷を伴っている大きな爪下異物はコンサルトした方がよい．無理をすると爪の変形をきたすことがある．

 楔状切除を行うとき，鋏を爪母まで入れないこと．爪母を損傷すると爪の変形をきたすことがある．

文献
1) Buttaravoli P：Minor Emergencies：Splinters to Fractures, 2nd ed, pp614–643, 2007

ネイルガンによる釘の刺入

ネイルガンの刺入は奥深くまで達することがある．本症例のように，創外に長く残った場合は（写真A），抜去の際にできる限り皮下を通過する長さを短くするために，出ている部分をギリギリのところで切り落とす（写真B，C）．

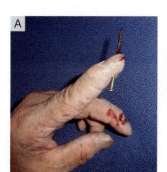
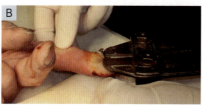
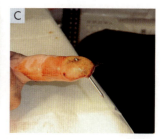

業務用ミシンでの縫製中に指に刺入した針

ミシン針自体の抜去は困難ではないが，一番の特徴は，針の先端の穴に糸が入っていることである（写真A～C）．これを残さないように注意して，"ユックリと"慎重に抜去する（写真D，E）．

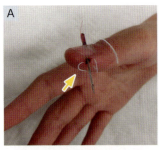
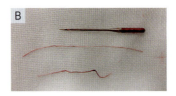
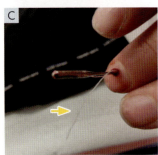
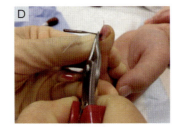
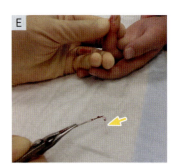

第4章　筋骨格系

A 総論

筋骨格系の異物の特徴と評価のしかた

田島康介

  筋骨格系の異物は，異物の侵入による軟部組織の損傷に対する評価と感染予防が肝要である．

概要

　子どもの頃に刺さった鉛筆の芯がまだ入っている，というひとをたまに見かけるが，感染さえしなければ筋骨格系の異物は大きな問題とならない．しかしながらそれは感染しなかった幸運な症例であるだけで，**基本的には筋骨格系の異物は摘出が望ましい**．

　皮膚に突き刺さった異物の摘出は容易である．また，異物が皮下に入ってしまっても，表層から透けて見えるものは，小切開を用いて摘出すればよい．一方，奥深くに入ってしまって表層から見えない異物は摘出にそれなりのコツが必要となる．本稿はこれら筋骨格系の異物摘出について解説する．

病態

- 異物による疼痛や異物感が主症状である．
- 稀に神経，血管の圧迫や損傷による症状も呈することがある．
- 筋損傷では，該当する筋や腱が完全に断裂しない限りは運動障害は呈さない．

診察，検査の前にすること

　四肢の筋骨格系の異物が致命的になることは稀であるが，深部の血管損傷に対しては"C：circulation"の安定を目的に静脈路の確保と圧迫止血をまず行い，手術室の準備をすべきである．

　また感染予防の観点から，抗菌薬の静脈路投与を行い，さらに必要に応じて破傷風トキソイドの投与を考慮する．

身体所見

1) 筋内異物の症状

安静時痛はないか少ないことが多いが，異物感は感じることが多い．
関節近傍の異物では，関節を動かすと筋肉の収縮や伸展により疼痛を自覚する．
また筋収縮のくり返しにより異物の位置が移動することが多々あるので留意する．
筋内異物は少なくとも**準緊急での摘出**が望ましい．

2) 神経に隣接した異物の症状

異物に接した末梢神経が圧排あるいは損傷を受け，異物以遠の神経症状（しびれ，知覚障害．運動麻痺を呈することは稀）があればすみやかな摘出が望ましい．特に鋭利な異物であれば，四肢の筋収縮によりさらなる損傷が加わることもあり，**適切な麻酔下での摘出**が望ましい．

3) 血管に隣接した異物の症状

血管の損傷を合併すると，活動性出血がみられ，すみやかな対応が必要となる．出血の色が鮮赤色であれば動脈損傷が疑われる．また深部からの出血は損傷した筋断面からの出血か血管損傷による出血か見分けがつかないことがあり，表層でない血管の損傷が疑われるときは**手術室での対応**が望ましい．

また大きな開放創がなくとも，限局した異常な腫脹がみられるときも血管損傷を疑う．側副血行路がすべて破綻しない限りは末梢の脈拍は消失しないため，末梢の血流があるという理由で血管損傷を否定することはできない．

4) 骨内の異物の症状

新鮮な骨内の異物であれば，感染による**骨髄炎**のリスクがあるので，**手術室でのすみやかな摘出と念入りな洗浄**が望ましい．**骨折**を伴うことがあり，**画像検査は必須**である．

問診のポイント，患者対応

1) 搬入を依頼されたとき

a) 異物の持参

摘出や診断に有用なので，刺さった異物の残りの部分や，同じものがあれば必ず持参させる．

b) 早急な受診

持続した出血を認めるとき，神経症状が出ているときは早急な受診を促す．

2) 来院してから

氏名，年齢，性別，体重，アレルギーの有無を聞く．

異物の種類，材質，受傷時刻，異物の侵入方向や速度，汚染の度合い，来院までに行われた処置の内容を聞く．

すべての質問に対して，落ち着いて正確な情報を提供してもらう．

異物の画像診断

異物が表層からは確認できない，あるいは受傷機転からガラス片や金属片の残留の可能性がゼロではないと考えられるときは，まず**単純X線写真**の撮影を行う．異物によっては単純X線写真で同定できないこともあるが，その場合はCTやエコーで同定できることが多い．

1) 基本は単純X線写真の2方向撮影

1枚目のX線写真で異物が写ったとしても，深達度が不明であるので**必ず直交する2方向から撮影する**．ペーパークリップなどを目印として表面に貼ってから撮影すると，意外と異物の場所の同定に役立つ．

2) 単純X線写真で同定できないときはCTやエコーを

金属以外の異物はX線ではっきりしないことも多いが，その場合はCTやエコーで異物を同定できることが多い．異物が強く疑われるときはX線検査のみで終わりにせず，CTやエコーも考慮する（p.109 Case 3参照）．

患者への説明

下記の事項を患者に忘れずに説明する．
- 画像検査で捉えられない異物の摘出に関しては，肉眼的に異物を摘出しきったと思えても，まだ異物が残留している可能性がゼロではないこと．
- また異物の侵入により，摘出したあとも感染を発症する可能性があること．
- 処置後，創異常をきたしたとき，あるいは後出血が持続する場合は直ちに受診をするように．

本当にあった こんな異物

下顎角から刺入した植木用支柱

転倒した際に植木用の支柱が下顎の下から刺入した．

搬入時にバイタルが安定していれば重要臓器の損傷は起こっていないと判断できるため，ただ，引き抜けばよい．引き抜いたらダメというのは伝説である．

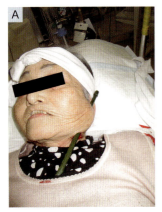
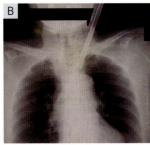
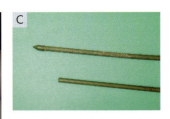
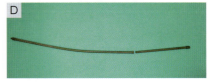

靴裏を破って刺入した鍬の歯

まず大きなワイヤカッターで，鍬の手元側を切断する（写真A）．ついで，靴裏から直接引き抜く（写真B，C）．そして，靴や靴下を脱がせて，創部の消毒を行う（写真D）．創口は狭く深い創なので細い綿棒を使うと奥まで消毒できる（写真E）．

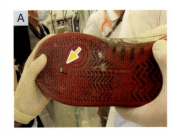
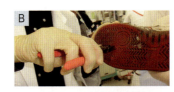
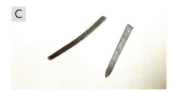
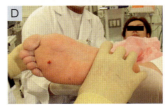
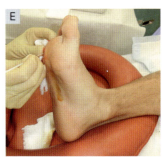

第4章 筋骨格系

B 各論

除去手技の実際

田島康介

 異物摘出の最大のキモは，摘出時に二次損傷を発生させないことである．また異物の刺入部と異物の存在部位が離れていることもあるので，画像診断を適切に施行したい．

概要

1）摘出を施行する場所を考える

　明らかに表層に近い異物であれば，外来や処置室で対応できるかもしれない．しかし深度がわからないものや，厚い筋層内の異物であれば，術視野を確保するためにしかるべき駆血を施行したほうがよいこともあるし，透視装置を併用した方がよいこともあるので，手術室での摘出が望ましいかもしれない．鋭利でかつある程度の大きさのある異物であれば，摘出の際に二次損傷を避けるために大きな皮切を必要とすることもあるので，局所麻酔で対応できないかもしれない…というように，術者の技量や患者の安全を考え，適切な麻酔方法や摘出を施行する場所を検討すべきである．

　あまりにも摘出困難と思われる場合は手術室で対応することが望ましいが，汚染された異物でなければ緊急で摘出する必要はないので，対応可能施設に紹介してもよい．

準備するもの

　無鉤摂子，モスキートペアン，ペアン，神経鉤，筋鉤，バイポーラー高周波凝固装置

一般的な処置の手順

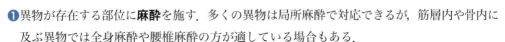

❶ 異物が存在する部位に**麻酔**を施す．多くの異物は局所麻酔で対応できるが，筋層内や骨内に及ぶ異物では全身麻酔や腰椎麻酔の方が適している場合もある．

❷ メスで**小切開**を加える．異物は刺入痕から離れた部位に存在することもあり，必ずしも刺入痕付近を切開すればよいというものではない．手術直前に患者に異物感を最も感じる部位を

マーキングしてもらうとよい．

深部の異物摘出のポイント

整容的な観点から小切開のみを用いて盲目的に摘出を行うと，鋭利な異物であれば医原性の神経や血管損傷をきたすことがある．また，異物摘出に用いる鉗子などで逆に異物を深く押しやってしまうことが多い．表層以外の異物の摘出の際は，これらの事態を回避するため，**異物が存在すると思われる深度の約2〜3倍の皮切を用いて展開し，安全に摘出する**ことを心掛ける．多少切開創が大きくなっても適切な大きさの切開を行うことが肝要である．

❸異物の探索は慎重に行う．異物は**術者の指で術野内を探すのが一番確実**である．ただし，鋭利な異物の場合は，怪我をしない自信があれば，異物の先端の方向を考慮しながら指で探す方が感度は高いが，**摂子などで異物に"あたった"感触で探すほうが安全**である．

あるはずの異物が発見できない場合は

術野の確保のために筋鉤などで軟部組織を展開するとき，異物ごと筋鉤でひいてしまって，いくら探しても異物が見つからないことがあるので注意する．異物が存在すると思われる部位でなかなか異物を発見できないときは，筋鉤を少しずつ外していくと術野に異物が出てくることも多い．
さらに，筋内異物は，患者の筋収縮により，画像診断時の存在箇所と実際の手術時の存在箇所が異なることがあることを念頭におく．また適宜透視装置を用いると，X線透過性のないものは発見しやすい．

❹異物が見えたとしても安心せず，異物が創内で砕けないよう留意して，愛護的に異物を把持し，摘出する．摂子やペアンは，"鉤つき"ではなく**"鉤なし"**のものを用いる．また異物が摘出できたことに安心せず，残存する小片などがないかも確認する．患者が覚醒状態であれば，摘出した異物片を見せ，刺さる前の形と同じか欠損がないか確認してもらうとよい．また，術前に異物をX線で確認できていた場合は，術中に再度X線撮影を行い，異物が除去できていることを確認する．

❺摘出後は，挫創に準じて，念入りに洗浄し縫合する．

骨内異物の摘出のポイント

新鮮な骨内異物は開放骨折に準じて対応する．手術室で適切に麻酔を施してから処置を開始する．異物がとれない場合は骨開窓することがあるが，これに伴い医原性の骨折を伴うことがあるので開窓はなるべく円に近い形になるようにする．丸ノミや脊椎手術で用いるサージカルエアートームを用いるとよい．
抗菌薬の選択は，骨髄移行性のよい第一世代セフェム系抗菌薬と，グラム陰性菌を標的にしたアミノグルコシド系抗菌薬の併用が推奨される．土壌汚染された異物であれば，嫌気性菌を考慮してペニシリン系抗菌薬も追加する．また，必ずしも異物混入部位からの摘出にこだわることなく，骨の対側から開窓し摘出するほうが容易なことがある．

注意点,リスクマネジメント

前述の通りである.要約すると,**異物摘出による二次損傷の回避**が肝要であり,また摘出の際に異物を割らないように細心の注意を払うべきである.小切開からの異物摘出を試みると,逆に異物を押し込む恐れがあるので**十分な皮切**を用いるべきである.

コンサルテーションのタイミング

自分の技量による.自信がなければ最初から専門医に任せてもよい.活動性の出血があり手術室に入る場合は,少なくともいつでも整形外科や血管外科のバックアップが受けられるようにしておくべきである.

症例

Case 1

35歳女性.自宅で枝切り中,誤って枝切りばさみを落とし受傷したもの(図1).手術室で全身麻酔下に刺入部を約2倍に開窓し,伸筋腱,血管,神経を枝切りばさみから引き離し,二次損傷を起こさないよう摘出した(図2).動脈損傷はあり凝固止血したが,神経損傷はなく,後遺症なく治癒した.

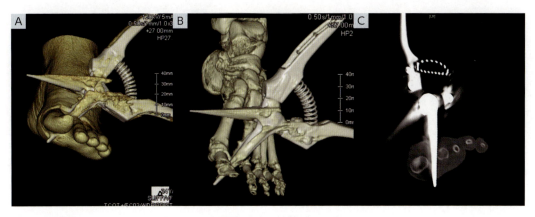

図1 受傷部の3D-CT(A,B)とCT水平断(C),外観(D,E) (次ページへ続く)

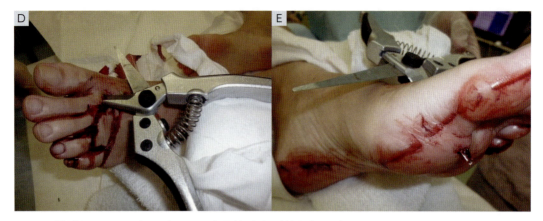

図1 ● 受傷部の3D-CT（A，B）とCT水平断（C），外観（D，E）（前ページの続き）

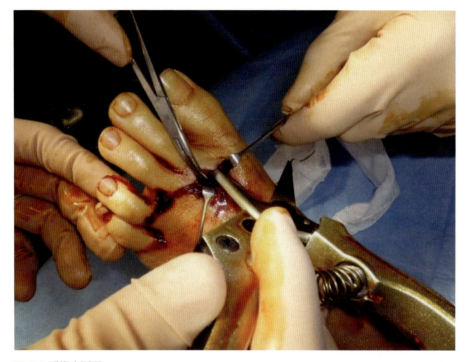

図2 ● 手術中所見

Case 2

40歳男性．釣りに行ったときにタイの骨が指に刺さったもの．X線で容易に診断され（図3），局所麻酔下に摘出した．

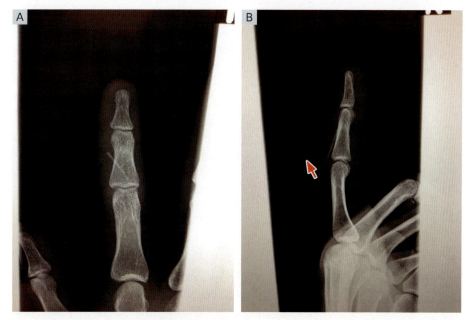

図3 ● 単純X線で示指中節部に魚骨を認める

Case 3

45歳女性．魚骨が刺さって，他院受診したが，単純X線上異物を認めず（図4）抗菌薬のみ処方されていた．しかし疼痛持続するため当院受診．単純X線上やはり異物は認めなかったが，CTでは異物を認めた（図5）．局所麻酔下に摘出した．

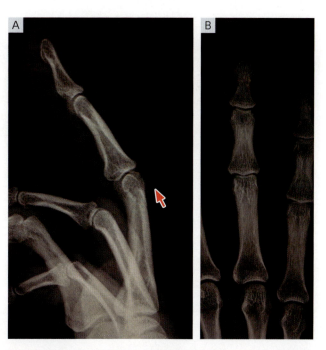

図4 ● 単純X線では明らかな異物を認めない．→は，患者が異物が刺さったと訴えた位置

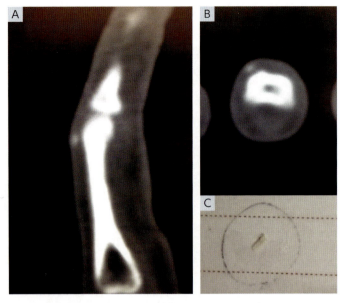

図5 ● CTではPIP関節近位に異物を認めた．Cは摘出した魚骨

Case 4

　50歳男性．他院で臀部にブロック注射施行するも，痛みで体動した際に針先が折れたもの．単純X線上細い金属性異物を認め，局所麻酔で展開するも容易に発見できず，透視装置を併用して26 G注射針の先端を摘出した（図6）．

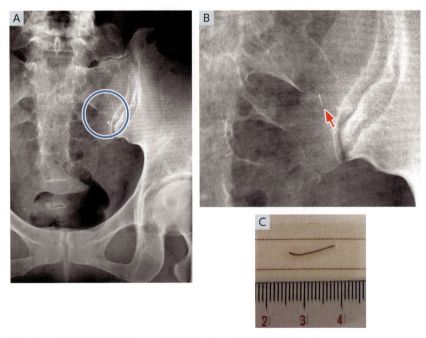

図6 ● →部に異物を認める．Cは摘出した，折れた注射針

Case 5

　60歳女性．橈骨ならびに尺骨遠位端骨折術後（図7）．MRI撮影を禁止していたにもかかわらず，他院で膝MRIを撮影し，その結果尺骨に刺入していたKirschner鋼線が刺入部の対側から抜け，前腕屈筋群内に迷入したもの（図8）．全身麻酔下に摘出した．

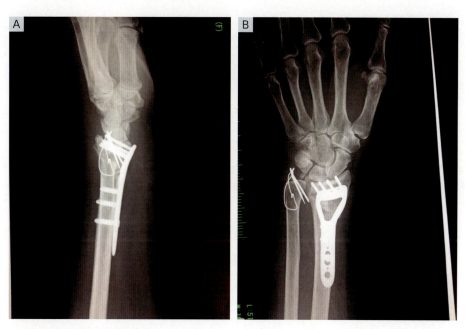

図7 ● 橈骨と尺骨遠位端骨折

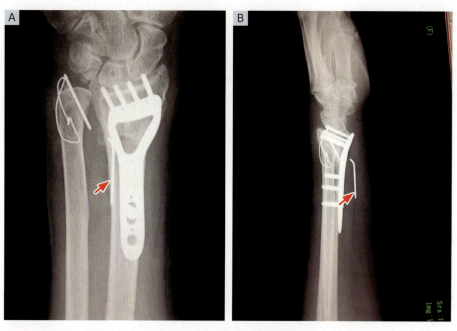

図8 ● 他院MRI撮影後．尺骨のKirschner鋼線が前腕筋層内に迷入している

本当にあった こんな異物

左前腕鉄柱の刺入

　まず，同型の異物を持参してもらい，刺入の深さを計測する（写真A）．ついで，刺入部位を創を利用して拡大しケリー鉗子にて引き抜いた（写真B）．引き抜いた際には出血なし．引き抜き後，深い創内にカテーテルを刺入して奥まで洗浄した．洗浄後ペンローズドレーンを挿入して創をラフに縫合した（写真C）．

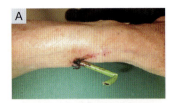
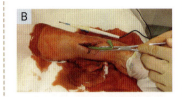
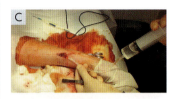
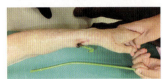
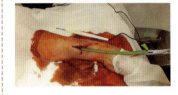
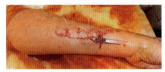

脛骨に刺入されたネイルガン

　最近頻用される建築機材として"ネイルガン"がある．このため，これによる筋，骨への刺入事例が搬送されることも多い（写真A）．
　まず，同型のネイルを入手する（写真C）．そして，余分なネイルを切断し（写真B），ペンチで引き抜く．この際，釘と釘を結びつけている細い針金を創内に残さないようにするが，実際は困難な場合が多い（写真C➡）．

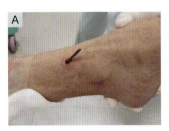
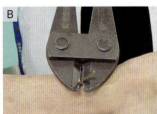
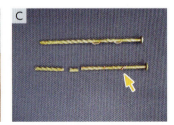

本当にあった
こんな異物

ネイルガンの刺入の注意点

　釘と釘を結びつけている細い針金がある（→）．これを皮下に残さないようにする，しかし難しい．

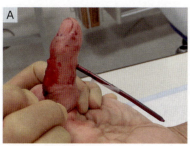
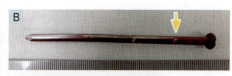
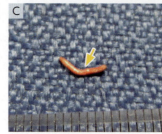

足背に刺入された銛

　小指側2本は浅いので，先に皮膚切開をする．その後，親指側は先端が出ているので，"戻り"の部分を切断して，引き抜く．

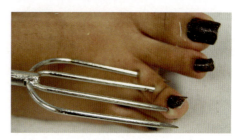

第4章　筋骨格系

第5章 耳内

A 総論

耳内異物の特徴と診察の進め方

五十嵐良和

診察は，携帯式の拡大耳鏡で簡単にすませず，最低限，両眼視の拡大耳鏡を用いる．可能な限り顕微鏡，内視鏡を用いて異物の種類と部位を確実に診断し，画像を記録保存する．動いている虫をむやみに刺激して暴れさせない．

概要

1) 耳内異物の背景と特徴（当院の統計から）

耳内異物は小児から高齢者まで幅広い年齢層で認めるが，未就学児が25％，小学生を含めると小児が40％である（図1）．**小児**はビーズ，消しゴム，BB弾，粘土，石など**耳に入るものは何でも自分で挿入する**（図2）．

大人の異物は，耳かきの先端や綿棒の先，ティッシュ，イヤホンの先端などであり，これらとともに**虫**の侵入が目立つ（図3）．虫異物は60歳以上の男性に多く症例のほとんどが大人である．大人は外耳道径が大きいため虫が侵入しやすいこと，山菜やタケノコ取りなどで虫の生息地へ出かける機会があるためと思われる（図4）．虫異物は春から秋にかけた虫の活動期に見かける（図5）．

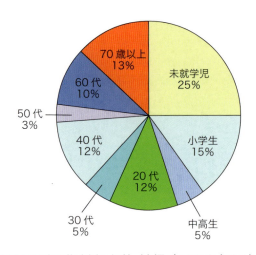

図1 ● 耳内異物症例の年齢（小児が40％を占める）

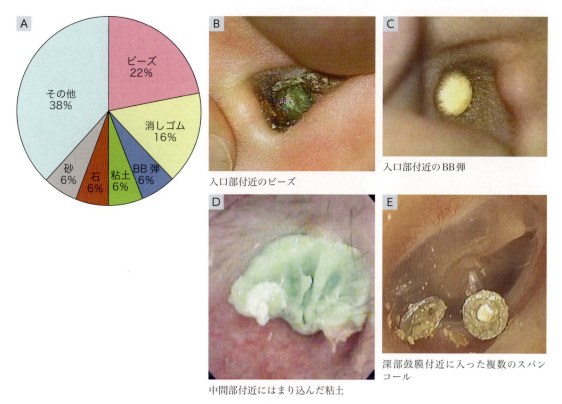

図2 ● 小児の耳内異物と実例，耳に入るものは何でも入れる
その他：ガチャポンの部品，小さなブロック，スイカの種，米粒，耳栓，綿棒の先，スポンジ，ガム，ティッシュ，紙，セロハン，虫（いずれも一例）

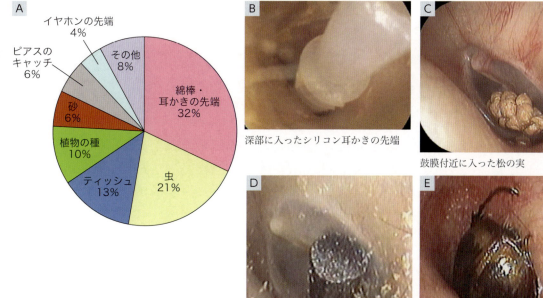

図3 ● 大人の耳内異物と実例

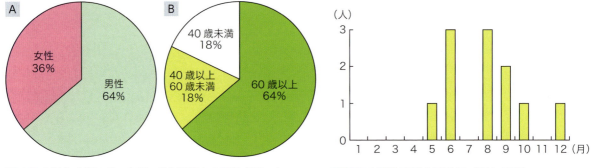

図4 ● 虫異物症例の性，年齢（60歳以上の男性が多い）

図5 ● 虫異物症例の受診月（春から秋）

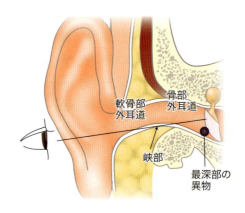

図6 ● 外耳道の解剖（最深部の異物は彎曲により観察しにくい）

病態と病態に関連する基礎知識

　外耳道入口部付近（軟骨部外耳道）には皮脂腺と毛があり，耳垢はここで形成される．耳垢と毛は耳への異物侵入を防ぐ．深部（骨部外耳道）の上皮は薄く痛みにきわめて敏感であり安易に触れてはいけない．外耳道は軟骨部と骨部の境界付近（峡部）で前下方へ走行を変え，最深下部は傾斜した鼓膜との間でV字の狭い空間を形成している．外耳道が狭小で彎曲が強い症例では，ここに入りこんだ小さな異物は確認と除去が難しい（図6）．また，丸い異物がいったん峡部より奥の深部へはまり込むと除去がきわめて難しくなる．

診察・検査の前にすべきこと

1）問診のポイント

　診察依頼を受けたら，どんな状況でいつ耳に異物が入ったのか，動く虫か否か，患者は大人

か小児か，外耳道鼓膜の損傷を示唆する出血，難聴，疼痛があるか否かを確認する．局所麻酔薬に対するアレルギーの有無，抗凝固薬など服用薬剤の有無，抗菌薬や鎮痛薬などに対する禁忌の有無も忘れない．

2) 診察時の注意点

耳内を安全確実に診察するためには，適切な診察器具が必要である．どこの救急時間外外来にでもあるような簡易的な拡大耳鏡は，視野が狭く暗いため深部異物の観察には適さない（これとピンセットで深部異物の除去を試みるのは禁忌）．最低限，**両眼視のできる拡大耳鏡**を準備する．可能な限り**顕微鏡**，**内視鏡**を準備することが望ましい（外来診察室になければ，耳鼻科診察室の設備を利用する）．

患者が幼小児の場合，怖がって暴れて動くため，患者の身体を固定する人員が必要となる．

身体所見・症状とその評価

耳異物で緊急を要することはほとんどないが，強い痛みを伴う動く虫の場合は，虫をむやみに刺激せず，キシロカイン®スプレーで早々に動きを停止させる．確認が必要なのは**深部外耳道の損傷があるか否か**である．これを示唆する症状は耳からの出血，難聴，疼痛の有無である．

虫異物の症状は，突然の侵入で生じる**耳の痛み，音や違和感**である（図7）．痛みを伴う症例は早期に受診，ほとんどの症例は自覚から2日以内に受診する（図8）．時にかゆみや汚れといった外耳炎症状で受診した患者に偶然小さな虫の侵入を認める場合もある．

行うべき検査と検査所見

どこにでもあるような暗く視野の狭い簡易拡大耳鏡は深部異物の確認に役立たない．次に示す観察器具を用いる．

1) 外耳道入口部の異物

顕微鏡が適する．顕微鏡を準備できない場合は両眼視の拡大鏡を使う（図9）．

2) 深部の異物

耳の診察に不慣れな医師でも特別なテクニックを必要とせず確実に深部まで観察できるのは細径の電子内視鏡である（図10）．

深部の小さな異物を耳外から顕微鏡で観察すると，峡部の隆起に隠れて見えにくい（図11A）が，内視鏡を用いると，鼓膜全体と異物を確実に観察できる（図11B）．

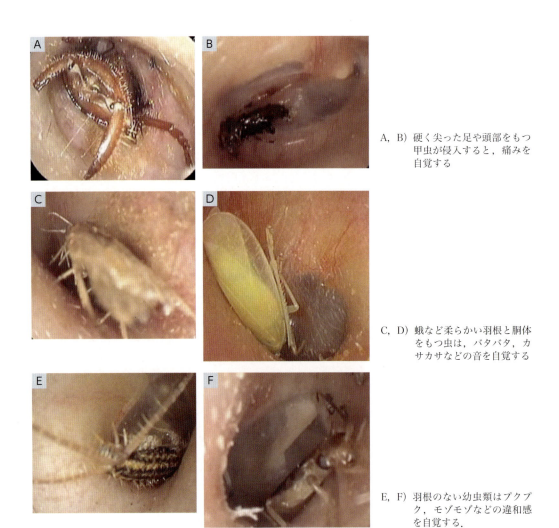

A, B) 硬く尖った足や頭部をもつ甲虫が侵入すると，痛みを自覚する

C, D) 蛾など柔らかい羽根と胴体をもつ虫は，バタバタ，カサカサなどの音を自覚する

E, F) 羽根のない幼虫類はプクプク，モゾモゾなどの違和感を自覚する．

図7 ● 虫異物の種類と症状

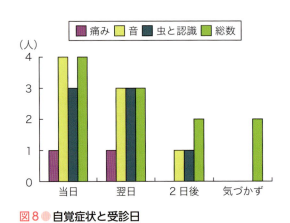

図8 ● 自覚症状と受診日

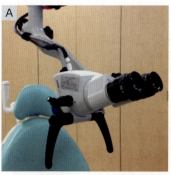
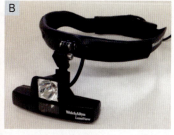

図9 ● 顕微鏡（A）と両眼視拡大耳鏡（B）

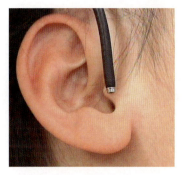

図10 ● 小児の耳にも入る細径の電子内視鏡

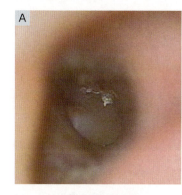
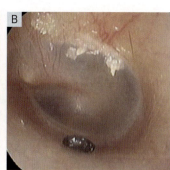

図11 ● 深部の異物の観察
A）顕微鏡，B）内視鏡

患者への説明

　顕微鏡および内視鏡の画像をモニタで供覧またはプリンタで印刷し，異物の状況とその除去方法，外耳道鼓膜の二次損傷の有無，緊急性の有無などを説明する．

第5章　耳内

B 各論

除去手技の実際

五十嵐良和

 丸い異物を奥へ押し込まない．生きて動いている虫をそのまま除去しようとしてはいけない．痛みに敏感な深部外耳道と鼓膜に触れてはいけない．簡易的な拡大耳鏡下に深部へ鉗子類を挿入してはいけない．

概要

患者の身体頭部をしっかり固定．顕微鏡または両眼視拡大耳鏡の明るい視野で耳介を後部へ牽引し深部鼓膜付近まで見る．利き手で除去器具を持ち，反対の手で耳介を牽引する．簡易的な拡大耳鏡は異物除去には不適切である．生きている虫はキシロカイン®スプレーで動きを停止させる．足に硬い突起物をもつ虫は特に注意が必要である．

準備するもの

1）観察器具

異物除去操作に両手を使うためには視野の明るい顕微鏡が最適である．顕微鏡を使えない場合でも最低限両眼視の拡大耳鏡を準備する（p.119図9参照）．

 どこの施設にでもある簡易的な拡大耳鏡は視野が狭く暗い．この耳鏡下片手操作による深部異物の除去を試みてはならない（鼓膜外耳道の二次損傷の要因となる）．

2）除去器具（図1～3）

先端の尖った危険な器具は用いず，痛みに敏感な深部外耳道に触れず異物のみに触れる．
ピンセットと耳垢除去用鉗子は入口部のつかめる異物を除去するとき，耳用微小麦粒鉗子は深部の異物を慎重に除去するときに用いる．
耳鏡は耳毛の多い症例では有用だが必ずしも必要ない．
彎曲した耳用剥離子は丸い異物を深部から手前に転がす，硬い異物を外耳道から剥離するとき，先端の鈍なピックは柔らかい異物をひっかけるとき，耳用吸引管は深部の異物を吸引する

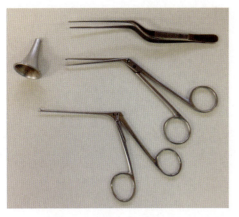

図1 ● 耳鏡（左），右上からピンセット（耳用鑷子），耳垢除去用鉗子，耳用微小麦粒鉗子

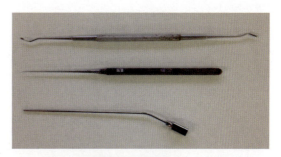

図2 ● 上から，彎曲した耳用剥離子，先端の鈍なピック，耳用吸引管

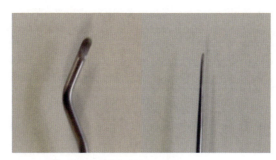

図3 ● 図2の器具先端の拡大写真
彎曲剥離子（左），先端の鈍なピック（右）

ときにそれぞれ用いる．

 先端が尖った器具を外耳道深部へ挿入してはならない．

手技の手順

1）身体頭部の固定

頭部をスタッフが両手でしっかり固定する．大人でも，頭を急に動かすことがあり，幼小児は恐怖で暴れて動くため，以下の要領で身体を確実に固定する（図4）．
❶診察椅子に深く座った大人が小児のおしりを自分の腰に乗せて抱っこする．
❷小児の両足を両足で挟み込み，両手をへそのあたりでしっかりかかえこむ．
❸別の大人が小児の頭部を固定する．

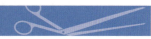

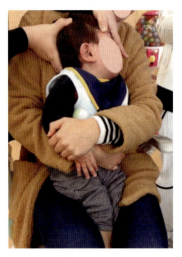
図4 ● 小児患者の体と頭部の固定例
この写真を見せて抱っこしてもらうと理解しやすい

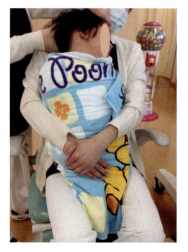
図5 ● タオルによる小児身体の固定
鼓膜切開術や中耳換気チューブ留置術を施行する際に重宝する

　通常，抱っこは保護者にお願いするが，保護者が妊婦の場合や小児の力が強すぎて上手に抱っこできない場合は，慣れたスタッフが代わりに行う．

 力の強い小児を確実に固定する工夫として，大きめのタオルで患者の身体をぐるぐる巻きにする方法がある（図5）．

2）耳内の観察

　頭部を固定した状態で，耳内を観察する．外耳道の入口部は前後の突出した軟骨で覆われ，また途中の峡部から奥が前下方へ彎曲しているためそのままでは鼓膜まで観察できない．耳介を後方やや上方へ牽引して外耳道を直線化する（図6〜8）．

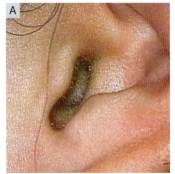
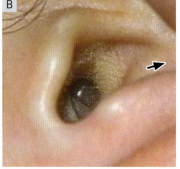
図6 ● 入口部の軟骨と外耳道の彎曲により深部が隠れている（A）が，耳介を後やや上方へ牽引すると鼓膜が見えてくる（B）

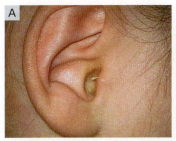 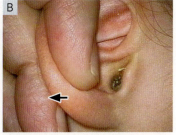

図7 幼小児では耳介をほぼ後方へ牽引する

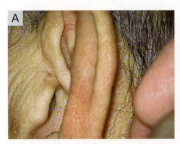 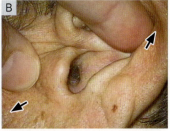

図8 拇指を耳珠の前に置くと安定する

3) 部位に応じた異物の除去

a) 入口部の異物

　つまめる異物は耳垢除去用鉗子またはピンセット（耳用鑷子）で比較的容易に除去できる（図9, 10）が，丸く滑りやすい異物は要注意である．

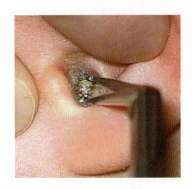 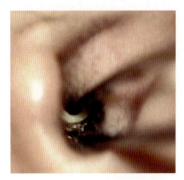

図9 入口部のビーズを耳垢除去用鉗子で除去

図10 入口部からやや奥に入り込んだアイロンビーズ（パーラービーズ）をピンセット（耳用摂子）で除去

入口部の丸い異物を鉗子やピンセットで奥に押し込んではならない．いったん，奥にはまり込んだ丸い異物は除去がきわめて困難となる（図11）．

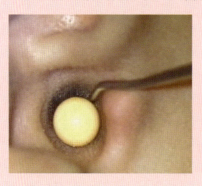

図11 ● BB弾，彎曲剥離子を異物と外耳道の間に挿入し奥から手前に転がして除去
鉗子やピンセットでつかもうとすると滑って奥へ押し込み除去困難となる

 除去に苦労した最深部の丸い石（図12）．異物につかみやすいものを接着することで，摘出しやすくなることがある．

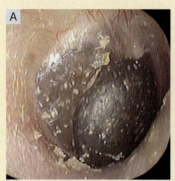 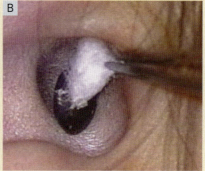

図12 ● 最深部鼓膜付近にしっかりはまり込んだ異物
吸引で全く動かず，鉗子，剥離子でも除去できなかった（A）
瞬間接着剤（アロンアルファ）をつけた綿球を異物の表面に数分間留置して接着．綿球とともに異物を除去できた（B）

b）深部の異物

できる限り顕微鏡の明るい視野のもと，痛みに敏感な皮膚に触れないよう細心の注意をして異物を除去する（図13）．

 簡易的拡大耳鏡の暗く狭い視野のもと，ピンセットなどを深部に挿入してはならない．

異物をつかんで除去するときは耳用微小麦粒鉗子を使う．耳用吸引管で異物を奥から手前に移動させると鉗子で除去しやすい．

外耳道に癒着しているときは，20 mLのシリンジにサーフロー外筒をつけ，人肌温度の水で洗浄するとよい．

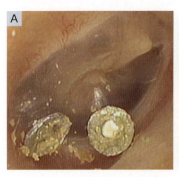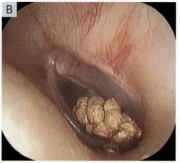

図13 ● 深部のスパンコール（A）と種（B）

> **memo** 冷たい水で洗浄するとカロリック反応でめまいを生じる．また鼓膜穿孔がある症例に強い吸引圧を加えてもめまいを生じる．
> 砂や小石など小さな異物は複数入っている場合がある（特に小児）．必ず内視鏡で取り残しのないことを確認する（図14）．

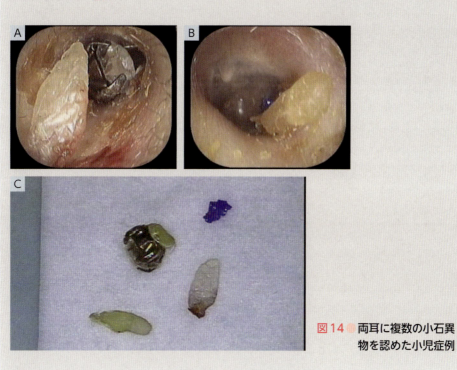

図14 ● 両耳に複数の小石異物を認めた小児症例

c）虫異物について

　虫は頭部を鼓膜方向に向けて耳へ侵入している（図15）．内視鏡の光を外耳道へ挿入すると小さな虫はより深部へ逃れようと動く（図16）．

> **memo** 懐中電灯の光を耳外からあてても，虫が自然に出てくるのは期待できないと思われる．

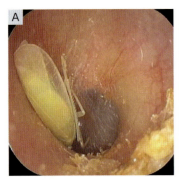
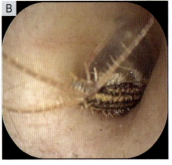

図15 ● 虫は頭部を深部鼓膜側に向けて侵入している

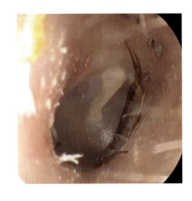

図16 ● 小さな虫は光をあてるとさらに奥へ逃げ込もうとする（シミ？）

死んで動かなくなった虫は他の異物と同様の方法で除去する（**Case 1**）．
生きている虫は，キシロカイン®スプレーで動きを完全に停止させてから除去する．

 生きている虫をそのまま除去しようとしてはいけない．深部へ逃げた虫が鼓膜を傷つける恐れがある．胴体や足に硬い突起のある甲虫では特に要注意である．
足に突起物のある虫を鉗子で除去すると胴体がちぎれることがある（**Case 2**）．

症例

Case 1

65歳男性，消灯後のスキー場駐車場で勤務中，耳に虫が入ったことを自覚．違和感が残るため2日後に受診．動かなくなった蛾を除去（図17）．

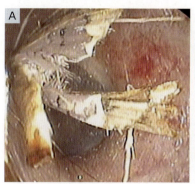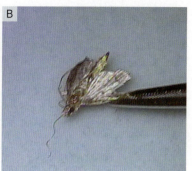

図17 ● 死んだ蛾を除去した例

Case 2

75歳男性，耳に虫が入ったような強い痛みを自覚し1時間後に受診．耳の穴にはまり込んだ，まだ生きていると思われる甲虫を確認（図18A，ゴキブリの幼虫？）．キシロカイン®スプレーで虫の動きを完全に停止させてから鉗子で除去．虫の足が外耳道にひっかかり胴体がちぎれた（図18B）．幸い外耳道の損傷は生じなかった．

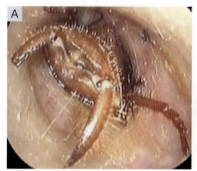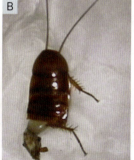

図18 ● 生きている甲虫の動きを停止させてから除去した例

Case 3　他院で簡易的拡大耳鏡下に虫異物を除去され鼓膜損傷を生じた症例（図19）

72歳男性，自宅で寝ている夜間，突然右耳に強い痛みを自覚し，近くの総合病院救急外来を受診．救急担当医師が診察し，**簡易的な拡大耳鏡下に動いている虫の除去を施行**．2回目の操作で虫を除去（ダンゴムシ？）できたが，鼓膜穿孔があり耳鼻科を受診するよう説明を受けた．翌日当院を受診．

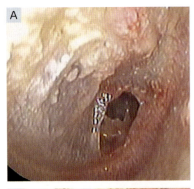

A) 当院初診時. 右鼓膜前下部（外耳道最深部）に穿孔を認めた. 奥へ逃げ込んだ虫が暴れて鼓膜穿孔を生じたと推定された.

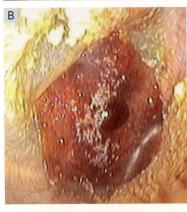
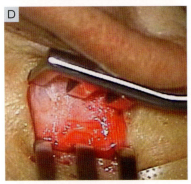

B, C) 鼓膜穿孔閉鎖術を2回行ったが穿孔は閉鎖しなかった. 熱による鼓膜外傷と似た印象をえた.

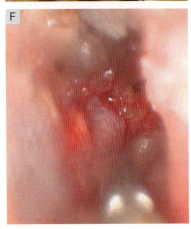
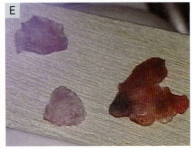
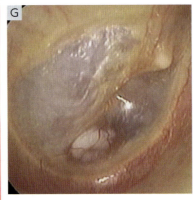

D〜G) 耳後部から皮下組織を採取, 生体糊を用いた接着法による鼓膜形成術（bFGF製剤使用）を施行し穿孔閉鎖. 穿孔形成から閉鎖まで11カ月を要した.

図19 虫異物除去後の鼓膜損傷とその治療

コンサルトのタイミング

次の場合，耳鼻科専門医に相談する．
- 深部の異物で患者が強い痛みや不安を訴える場合．
- 鼓膜外耳道の二次損傷を示唆する出血，難聴，疼痛を認める場合．
- 浅い部位の異物では緊急性や除去に困難を要する例はほとんどないが，丸い異物が深部に入りそうな場合も念のため連絡しておいたほうがよいと思われる．

異物除去後の説明・予防対策，患者指導のポイント

- 異物除去後，内視鏡を耳内へ挿入し異物の残存がなく損傷がないことを確認できれば，帰宅後の注意は不要である．
- 除去が難しい丸い異物や深部の異物は，その場で異物を除去せずとも問題ないことを患者に説明し，翌日または休み明けの耳鼻科専門医受診を勧める．
- 自施設に耳鼻科専門医がいない場合，診療情報提供書を作成する．
- 外耳道鼓膜に軽い傷を認める場合は内服抗菌薬を処方し，後日，耳鼻科専門医の診察を受けるよう説明する．

文献

1) 杉浦彩子：「驚異の小器官 耳の科学」，pp32-34 pp176-178，講談社，2014
2) 坂口博史：「ENT臨床フロンティア 耳鼻咽喉科の外来処置・外来小手術」（浦野正美/編），pp16-22，文光堂，2012
3) 平野真希子：「耳鼻咽喉科疾患ビジュアルブック」（中尾一成/編），pp52-54，学研メディカル秀潤社，2011

耳内異物（昆虫）

ホテルで就寝中に耳内に侵入したとの訴えで受診したが，患者は医師だった．耳内異物と自己診断して救急外来に来た．摘出は通常の耳内鉗子で簡単であった，感謝された．

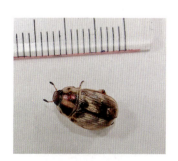

第6章 鼻内

A 総論

鼻内異物の特徴と診察の進め方

鈴鹿有子

 対象は2〜3歳を中心とした小児がほとんどである．自分で鼻へ入れるが，入れたところを家族が知らない場合が多く，しばらくしての異変で気づくケースが多い．事故，自損的なものなので小児を取り巻く環境，周囲の人の注意が大切である．

概要

- ほとんどが**小児例**で特に6歳以下に多く，そのうち2〜3歳が過半数を占める．幼児は何でも舐めたり口に運ぶのと同様に，鼻にも入れる習性がある．ときに兄弟で遊んでいておもちゃが鼻へ入ることもある．
- **成人の場合**は術後のガーゼの取り残しが比較的多く，年間数件は医療訴訟に至っている．美容形成手術で挿入した人工物が経過を経て異物になることもある．
- **認知症の異常行動**として鼻に**ティッシュペーパーを詰めるケース**が多く，大事には至らないが適当な措置が必要である．
- その他は作業中の思わぬ事故での金属片の陥入や転倒などによる**前鼻孔経由の異物**がみられる．

異物の種類（図1）

- 食物：お菓子，豆類
- おもちゃ：ビーズ，BB弾（6〜8 mm），プラスチック
- 昆虫，木の実
- ティッシュペーパー，紙，錠剤，カプセル，ボタン
- 消しゴム，鉛筆の芯，金属片，ボタン電池
- 医療用挿入物：シリコンなど
- ガーゼの置き忘れ：小児アデノイドの術後や副鼻腔炎手術中に，止血用のパッキングガーゼが鼻腔・副鼻腔内に置き忘れられる．感染源となり，症状も拡大．

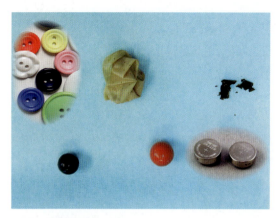

図1● 鼻内異物のいろいろ

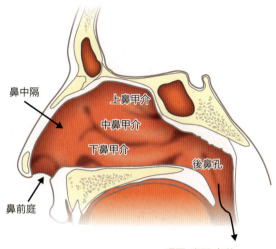

図2● 鼻内の解剖（右鼻側面）

病態と病態に関する基礎知識

1) 鼻内異物の介在部位と症状（図2）

　　鼻腔から入る異物はまず鼻前庭や奥のスペースである総鼻道（各論図5参照）と鼻中隔の間にみつかる．小さいものは奥の下鼻甲介や中鼻甲介と鼻中隔の間で止まる．片方なので鼻閉症状は出ない．その奥は後鼻孔で，ここまで入ると鼻閉が出現し，軟口蓋が圧迫されるので鼻声になったり飲み込みにくさなども感じる．

　　鼻術後の圧迫止血目的のパッキングガーゼは下，中，上，総鼻道や鼻中隔に置かれる．アデノイド術後のガーゼは後鼻孔付近に置くが，内視鏡で観察しなければ鼻内からも口腔からも見えないので取り残しの原因にもなっている．

診察・検査の前にすべきこと

　　患者の全身状態の把握．鼻閉，鼻漏，鼻声，鼻出血や発声異常，呼吸障害の有無などを確認する．

身体所見・症状とその評価

　　小児が異物挿入を訴えない限り家族はわからないケースが多い．一側性に鼻閉や鼻汁がある，鼻や口が臭いなどのサインはあるので，その異常に気づかなければならない．異物が鼻腔内で停滞すれば挿入後数日から1週間以内には必ずサインは出現してくる．

問診のポイント・患者対応

どんなのものを入れた可能性があるか，家族からの聴取とともに類似物の提示があれば役立つ．

行うべき検査

1）鼻鏡検査

正面から鼻を観察するため鼻腔を広げる器具である．額帯鏡による光が必要．前鼻鏡，中鼻鏡，後鼻鏡など用途に応じ長さが異なる．

2）内視鏡検査（図3, 4）

撓性ファイバースコープ（フレキシブル）は細く，かつ先端の微妙な操作が可能であるので観察用に，**硬性鏡**はぶれないので摘出用に適している．

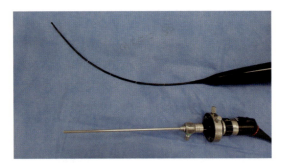

図3● 内視鏡
撓性ファイバースコープ（上：フレキシブル）と硬性鏡（下）

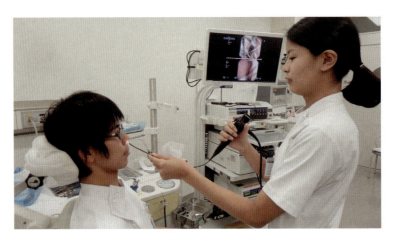

図4● フレキシブル内視鏡使用時とモニタリング

3）CT，X線など画像検査

鼻腔内の異物はほぼすべて肉眼で見えるので，普通画像検査は必要ないが，長期経過例や膿性鼻漏や悪臭など感染を疑う場合は副鼻腔炎の併発などを考慮し画像で確認する．

患者への説明，予防対策

異物は事故である．自損的なもの，監督不足によるもの，医療上のミスなど原因はいろいろあるが，起こらないような環境の整備と，特に幼小児への教育（しつけ）を徹底すること．

子どもが鼻腔内に挿入したもの

詳しい心理はわからないが，子どもは何でも鼻に挿入してしまう．
写真AとBはビーズ玉，写真Cは中空があるビーズを，除去に便利な鼻腔用鉗子で把持したところ．

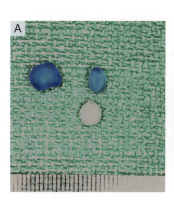
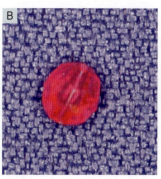
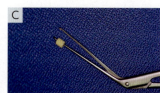

第6章 鼻内

B 各論

除去手技の実際

鈴鹿有子

鼻鏡や内視鏡で確認できる場合がほとんどなので，安全で苦痛や出血のない除去は困難ではない．緊急性はないので，確実な摘出方法とその環境を準備してから行うこと．

概要

　幼小児の遊びの延長で鼻に入ってしまう場合がほとんどである．鼻から入るものには大きさに制限がある．鼻道は鼻前庭，次に総鼻道，下鼻道，中鼻道，上鼻道，後鼻孔と続くので，どこかで発見できる．前鼻鏡でも十分であるが，内視鏡と録画システムを使えばより確実である．事故的なものがほとんどであるが，長期経過を経ての異物になると鼻内のみならず，副鼻腔疾患へと波及している場合があるので，画像検査が必要となる．

準備するもの

- 鼻鏡
- 内視鏡（フレキシブルと硬性鏡）
- 攝子，鉗子類（図1）
- 吸引，ゾンデ，異物鈎
- 局所麻酔薬＋血管収縮薬の鼻内スプレーとタンポン
- 止血用材料（図2）と電気凝固装置（図3）

手技の手順

1）前処置

　血管収縮薬ボスミン®（5,000倍希釈アドレナリン）＋4％キシロカイン®のスプレーやタンポン挿入で**表面麻酔**し（図4），**十分に鼻粘膜を収縮させておく**と観察しやすく（図5），痛みの軽減，出血の予防ができるので摘出が容易になる．

第6章 鼻内

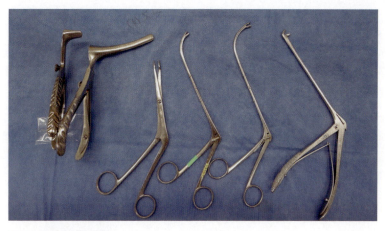

図1 ● 鼻鏡と鉗子類

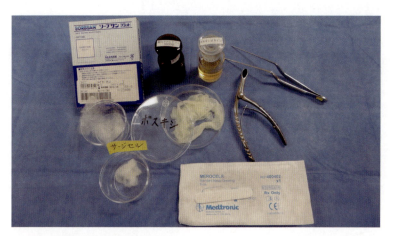

図2 ● 前処置と止血用材料セット

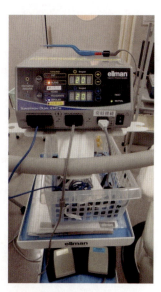

図3 ● 電気凝固装置

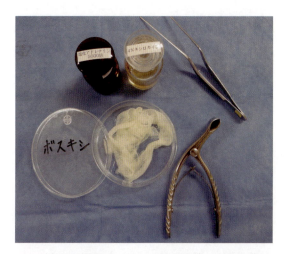

図4 ● 鼻内前処置セット：血管収縮薬と表面麻酔薬

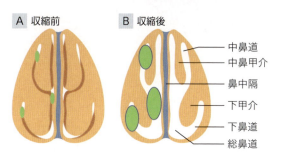

図5 ● 鼻粘膜：収縮前と収縮後
血管収縮薬を使うと粘膜が収縮し，甲介に隠れていた異物が見やすくなる

2）手技

　まず患児を膝に抱くなどして座位のまましっかり固定する．もう1人は頭を固定する．鼻鏡や内視鏡で異物を観察する．幼少児の鼻腔の大きさから考えて5～15 mmまでのものが多い．攝子，鉗子，ゾンデなどで異物を確実に把持し摘出する．部位や異物の種類によって鉗子を選択する（図6）．

　フレキシブルファイバースコープは細く，微妙な操作が可能であるので観察用に，硬性鏡はぶれないので摘出用に適していると総論で述べたが，硬性鏡も長さだけではなく視野角も0°，30°，45°，70°と種類があり，0°（ストレート）が頻用される（図7）．

　摘出後は残存はないか，鼻出血がないかなどを鼻鏡や内視鏡で再度観察する．必要であれば止血処置をする．止血用材料が改良され，いろんな形状の可吸収性止血剤やドレッシング材がある（図8）．ドレッシング材は，創部の保護，湿潤環境の維持，治癒促進，疼痛緩和などの目的で作成されている．

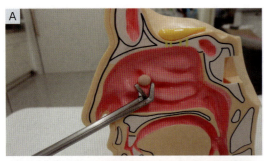
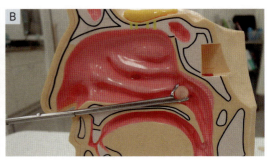
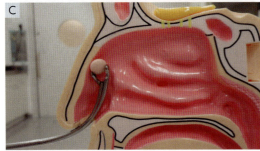

図6　異物部位と鉗子
A）グリュンワルド鉗子で下方よりしっかりつかむ
B）鼻道奥の異物は西端氏鋭匙鉗子を使う
C）最上方のものは彎曲西端氏鉗子を使う

　表面がツルツルしたもの（豆類など）はゾンデや鈎で引っかける（図9）．
　お菓子類のチップスやラムネは時間とともに溶けたりふやけたりするので，来院時には消失しているという場合もある．大きさ，形状，柔らかさ，もろさ，個数を事前に把握しておき，必ず把持できる鉗子を用意すること．

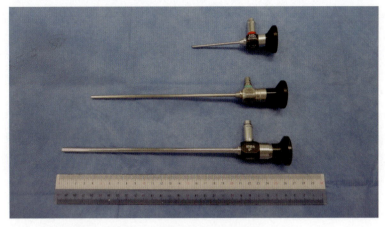

図7 ● 硬性内視鏡　用途により長さや角度も変える

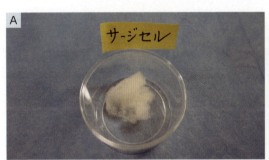

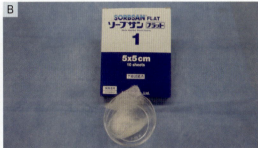

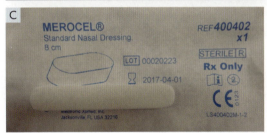

図8 ● 止血用材料
A) サージセル®：可吸収性止血剤（酸化セルロース）　綿状であるので，用途は広い
B) ソーブサン（SORBSAN®）：多層構造であるので挿入しやすく，膨張しゲル化するので止血効果も大きい
C) メロセル（MEROCEL®）：板状でしっかりしているので奥まで挿入しやすく，粘膜固定力もある

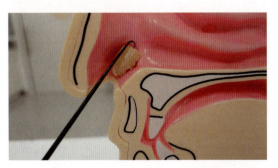

図9 ● 豆類はツルツルと滑るので，異物鉤で引っかけて取る

うまくいかないとき

　操作に時間がかかれば，痛みの出現，静止位置の持続の限界，異物の形状の変化や周囲の粘膜の腫張により異物が嵌頓することがある．そのときは局所麻酔の追加，粘膜収縮薬の追加で局所を鎮静化してから落ち着いて再度やり直すこと．

　普通は鼻腔から引っ張って摘出するのが簡単で安全であるが，奥へ侵入したものや長径が長いものは鼻腔から押しこんで，口腔内から引っ張り出すこともある．しかしこれは口腔内から鉗子で把持が確実であることが条件である．形状によってどうしても動かないものは糸をかけて引っ張る操作もあるが，これにはしっかりとした麻酔が必要である．

注意点・リスクマネジメント

- 幼少児の場合は**身体の固定，頭部固定**がキーとなる．緊急性はないので，介助スタッフの準備ができるまで待とう．
- **異物の形状を把握しておくこと**．操作中に誤って押し込んだり嵌頓することもあるので，できれば操作のはじめから**録画**をしておくことを勧める．
- 操作中の気道への落ち込みも可能性はないではないが，まずないと思っていい．薬剤や血液が喉頭へ入って咳を誘発する程度である．
- 止血困難な鼻出血はめったにないが，**止血材料と機器**の用意は必ずしておくこと．

症例

Case 1

　3歳男児．突然泣き出し，ダンゴムシが入ったと言った．
所見：総鼻道にダンゴムシを発見（図10）．
対応：鼻内スプレーとハイマン鉗子で対応可能であった（図11）．

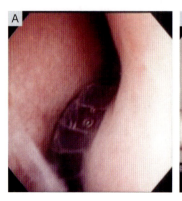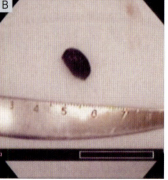

図10 ● Case 1：総鼻道の異物と摘出したダンゴムシ

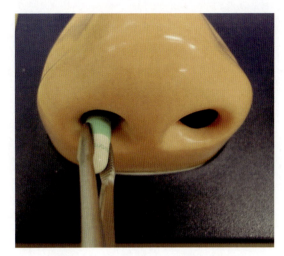

図11 ● 鉗子（ハイマン麦粒）で確実につかむ

Case 2

75歳女性．介護施設に入居中で精神発達遅延あり．膿性鼻漏と悪臭で周囲が気づく．以前にも鼻内異物を経験している．

所見（図12）：右鼻腔にティッシュペーパーの塊あり．CTでは副鼻腔炎の併発も確認．中鼻道が閉塞すると開口している上顎洞の換気が障害され，上顎洞炎を引き起こす．さらに他の副鼻腔へも波及する（図13）．

対応：異物は軟化しているので鉗子での摘出とともに吸引が必須．数カ月は抗菌治療も必要であった．

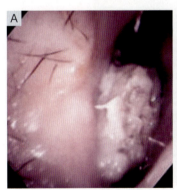
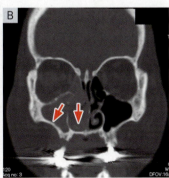
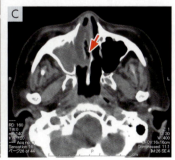

図12 ● Case 2：鼻腔に詰まったティッシュペーパー
A）右鼻腔に異物があり，周囲に鼻汁が付着
B）CT冠状断：右鼻腔，上顎洞，篩骨洞に陰影が充満（→）
C）CT軸位断：鼻腔の陰影（異物）にair像あり（→）

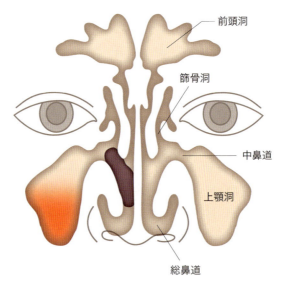

図13 ● 異物が中鼻道を閉塞すると上顎洞に炎症が及ぶ

Case 3

64歳女性．20年前に鼻の手術をして何かを挿入したが，詳細不明．最近鼻閉と鼻漏が出現．
所見（図14）：鼻腔底部の隆起が確認される．CTで多数の異物が確認された．
対応：全身麻酔下で内視鏡下鼻内手術をして全摘出した．

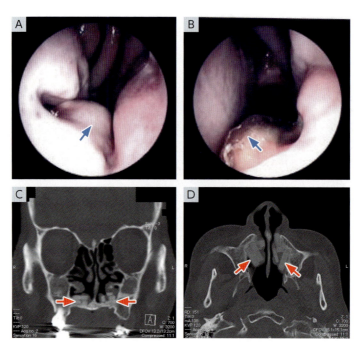

図14 ● Case 3：鼻腔低部に充填された多数の異物
A）右鼻腔　B）左鼻腔
内視鏡所見：両鼻腔底に隆起（→）がみられる
C）CT冠状断：鼻腔底に層状の多数異物（→）　D）CT軸位断：多数のブロックで充填されている（→）

摘出に便利な鼻内鉗子

　ボタン型電池を鼻内に挿入して来院した症例.
　本症例では便利な器具である鼻鉗子を用いて摘出した．屈曲しているため視野を妨げず，先細で把持力がしっかりある最高の器具である．

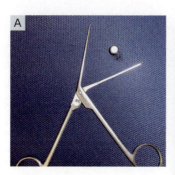
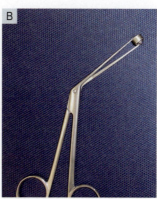

第7章 眼内

A 総論

眼内異物の特徴と診察の進め方

小菅正太郎

眼外傷により異物が眼内に飛入した場合，その異物の種類（磁性，非磁性など），受傷原因を把握することが重要である．飛入部位や異物到達部位によっては視機能に大きな障害を残すことがある．治療は原則早期に異物を摘出することである．

概要

- 眼の異物には**眼表面異物**と**眼内異物**，**眼窩内異物**があり，さまざまなものが異物として飛入する（表1）．あらゆる年齢の患者に発生するが，眼内異物は労働災害で作業中に受傷していることがほとんどで，青壮年の男性が多い．
- 眼表面異物には**結膜異物**と**角膜異物**があり，眼科救急で頻繁に遭遇する疾患の1つである．大半の場合は問題なく異物を除去することができ，視機能は影響を受けず，数日で治癒する．
- 眼内異物とは異物が角膜または結膜，強膜を穿孔して眼内に留まっているものであり，眼球を穿孔して眼外に脱出すれば眼球は二重穿孔となり，その場合は眼窩内異物となる．視機能に重篤な障害を残す場合もあり，硝子体手術などの高度な手術治療が必要である．
- 異物は鉄錆症の原因や感染源になりうる[1]ので，早期に診断し，すみやかに摘出しなければならない．

病態と病態に関連する基礎知識

1）眼表面異物の症状，種類と存在部位

●**結膜異物**[2]
- 急激に発症する異物感，眼痛や流涙，充血が一般的な症状で，日中のみならず夜間の救急外来を受診することも多い．
- 患者の職種や症状出現の直前の作業から結膜異物を強く疑われる例も多く，病歴聴取がとても重要である．
- 異物の種類には木片，金属片，ガラス片，石，砂，植物，虫，化粧品，コンタクトレンズ（図1）など種々ある．治療は原則，異物除去を行う．

表1 ● 眼科救急でよく見る眼球内に飛入する異物

家庭	粉末洗剤，接着剤，ガラス片，毛髪，コンタクトレンズ
屋外，自然環境	植物片，栗のイガ，種，小さな虫，砂・土，消石灰
工場，建設現場，研究室	金属片，コンクリート，木片，粉塵，火の粉，針金

文献4より引用

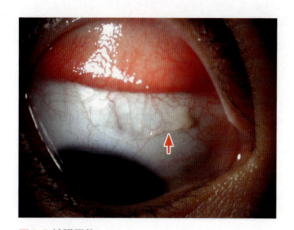

図1 ● 結膜異物
上眼瞼を翻転し，異物を確認する（➡はソフトコンタクトレンズ）

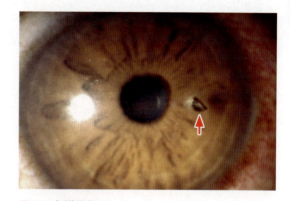

図2 ● 角膜異物
鉄片（➡）を角膜房中心部に認める

- アルカリ性のセメント，高温の灰やタバコのように化学腐蝕や火傷を合併するような複雑な症例もある．
- 異物の好発部位は**上眼瞼結膜**と**下方の結膜円蓋部**であり，特に上眼瞼の結膜円蓋部は確認しにくいので上眼瞼を翻転する必要がある（図1）．また，異物は1個とは限らず，複数個で散在して存在することもある．

● **角膜異物**[3]

- 角膜異物とは文字通り飛入した異物が角膜に留まる状態をいい，結膜異物同様に急激な眼痛，異物感，流涙を訴えて来院する．
- 異物の種類は金属片やプラスチック片などの非生物由来の異物と植物や昆虫などの生物由来の異物がある．金属片では鉄片（図2）が主であり，サンダー作業や電動草刈機を用いた作業中の飛入が多い．植物が異物の場合は，感染症，特に**真菌感染**に注意が必要である．また，昆虫の針はスズメバチのように含有する毒のため重篤な視機能障害を残すこともある．
- 異物が角膜実質内の浅い層に留まっている場合は外来にて除去することが可能であるが，実質深層に存在する場合や角膜を穿孔している場合は手術室で角膜縫合や前房内操作が必要な場合もある．

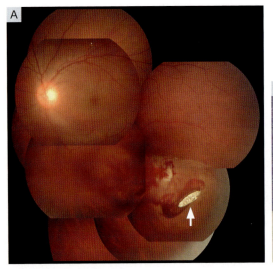
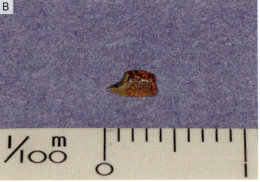

図3 ● 眼内鉄片異物と摘出した鉄片
網膜上に鉄片異物（⇨）および網膜硝子体出血を認める

2) 眼内異物の症状，種類と存在部位

●眼球内異物（図3）

- 異物は金属の場合が多く，草刈機の操作中に金属の刃が石などにあたったときや鉄のハンマーで石やコンクリートなどの堅いものを叩くような作業中に金属が小さな破片となって高速で眼内に飛入する．金属の他に木片やガラス片などが異物となることがある．
- 異物の種類や飛入してきた方向，飛入スピードにより，異物は眼内の各部位（前房内，水晶体，硝子体，網膜上，強膜内）に存在する．鼻側からの刺入や刺入部位が角膜輪部後方であった場合は眼球深部に到達しやすい[4]．
- 症状も異物の種類や刺入部位，眼内での移動経路によってさまざまで，無症状のことからかすみ，飛蚊症，高度な視力低下や眼痛など多彩である．

●眼窩内異物

- 異物の刺入エネルギーが強く，眼球を穿孔し二重穿孔となり眼窩に存在する場合と，比較的細長く折れやすい木の枝や箸などが眼瞼（図4）や結膜を穿通し，眼球を避けて眼窩に存在する場合とがある[4]．
- 症状は二重穿孔の場合は急激な視力障害を伴うことが多く，眼球を避けた異物では眼瞼腫脹や眼球運動障害などを認めるが，異物の大きさによっては無症状のこともある．

診察・検査前にすべきこと[5,6]

眼内異物の見落としは重篤な視機能障害を残す恐れがあり，避けなければならない．眼内異物の場合，異物の刺入創は非常に小さく，短時間で閉鎖してしまうこともあり外見上異常を認

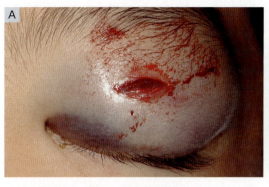
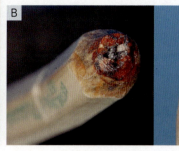
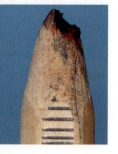

図4 ● **眼瞼から刺入した眼窩内異物**
眼瞼は腫脹し，眼瞼刺入創を認める（A）．Bの写真は眼瞼に刺さった鉛筆であり，先端が眼窩内異物となった

めないことがあるため，注意が必要である．重要なことは，受傷時の状況から眼表面異物，眼内異物の可能性があるか常に念頭におき診察をすることである．

病歴聴取は良好な医師−患者関係を確立するうえで必要であることはもちろんのこと，眼表面異物，眼内異物とも診断するときに非常に重要である．しかし，患者は強い疼痛や異物感を訴えることが多く，十分に会話ができないこともある．そのときには0.4％オキシブプロカイン（ベノキシール®）などの点眼麻酔薬を1滴点眼後に病歴聴取を行う．

時に棒状のものが刺さった状態でそのまま受診する患者もおり，この場合は除去することでかえって眼球や周囲組織の損傷を引き起こすことがあるので，そのまま緊急対応が可能な眼科医のいる施設に紹介する方が安全である[7]．

点眼麻酔薬は眼刺激症状が強く診察困難の場合は使用するが，軽度な場合は点眼せずに眼表面異物を除去することで，症状の消失により異物の確実な除去を確認することができる．

身体所見・症状とその評価

1）眼表面異物

- 結膜異物は突然発症する眼痛，流涙や充血が一般的な症状であり，角膜に異物との摩擦による一方向の直線的な創を伴うことも多い．
- 角膜表面は三叉神経の感覚枝に支配されており，非常に敏感なため，角膜に異物が付着後すぐに眼痛，異物感，流涙，羞明などの刺激症状を伴うことが多く，訴えの強さと重症度は一致しない．開瞼困難な状態の場合は，最初に点眼麻酔薬で症状を緩和してから診察を行う[6]．
- 異物が確認できれば診断は簡単ではあるが，なかなか異物を確認できない場合や受診したときにはすでに異物が脱落している場合もあり，いろいろな可能性を考慮する必要がある[2]．
- 診察においては**高度な視力障害や眼球運動障害の有無**を確認する．受傷早期に受診した眼表

面異物であれば，通常は軽度の結膜充血や角膜擦過傷を認めるだけであり，もし高度な視力障害や眼球運動障害などの異常所見があれば，他の鑑別疾患を考える必要がある[8]．

2) 眼内異物

- 眼内異物の症状としては無症状から，霧視，飛蚊症，高度な視力低下，充血，結膜出血，眼痛，流涙などがあり，症状のみでは眼内異物の診断ができない[9]．
- 受傷後に「熱い涙が出た」という訴えは，眼球の穿孔による前房水の流出を示唆し，眼内異物の可能性を考慮する．その際には眼球に圧力をかけないように注意する．
- 異物が小さく，高速で眼内に飛入した場合には症状が乏しいことが多く，眼球を穿孔していても，何かが触った感じ程度しか自覚しないこともある．受傷後数日経過して，飛入した異物から炎症や感染症を発症し，視力障害や眼痛などの症状が出現してから受診することもある．
- 眼内へ異物の飛入が疑われる場合，異物そのものによる組織の損傷，化学反応（鉄錆症など）だけでなく，細菌や真菌も同時に迷入していると考え**感染症に対する治療**も同時に行う必要がある．

問診のポイント・患者対応

- 眼表面異物，眼内異物ともに初診時の詳細な病歴聴取は的確な診断を行ううえで非常に重要である．
- 受傷時の状況「いつ，どこで，誰が，何で，どのような作業をしていたか」を本人はもちろんのこと，場合によっては周りにいた関係者，家族にも詳しく聴取する．
- 使用していた器械や材料の素材が金属製か否か，毒性があるかや汚染状態などを確認する．
- 受傷時は裸眼なのか，眼鏡やコンタクトレンズ，保護眼鏡を装用していたのかを忘れずに聴取する．

> memo 眼内異物の症例では今まで視機能は良好であった眼が急激に予後不良となるかもしれない事態であり，患者の方は事実を受け入れがたい状況にある．そのため，患者本人は冷静でないことも多く，家族にも十分に説明を行う．

行うべき検査と検査所見[10]

1) 眼科一般検査

- **視力**は眼科のバイタルサインであり，しばしば開瞼困難な場合もあるが，できるだけ視力検査を行い，少なくとも**光覚弁**があるかどうかは確認する．外傷の原因が労働災害や第三者行

為であることも多く，裁判や労災保険などで視機能の評価を求められる場合もあるので，可能な限り実施する．
- **瞳孔反応，眼球運動検査**を行う．
- 救急外来に眼圧測定器が置いていれば，**眼圧検査**もできるだけ施行する．眼圧の低下は穿孔創の存在を示唆しており重要である．
- **細隙灯顕微鏡検査**で結膜，角膜，前房，虹彩，瞳孔，水晶体などを詳細に診察する．眼表面などの前眼部の異物であれば異物そのものを確認できる．
- **フルオレセイン染色**は有効な検査であり，染色液のついた試験紙を眼瞼結膜に接触させた後，瞬きをさせ，眼表面を染色し，コバルトブルー光を当てる．結膜，角膜表面の傷が確認できるだけではなく，非常に小さな異物やガラス，プラスチックのような透明な異物が見つけやすくなる．また，穿孔性の外傷のときには穿孔創や房水漏出（Seidel現象）の有無を確認できる．
- さらに可能であれば倒像鏡や細隙灯顕微鏡に接触または非接触レンズを用いて，硝子体，眼底，隅角などを精査する．

2) X線，CT検査（図5）

- 頭部CTを撮影することが一般的になっているため，X線検査は現在では行われないことも多いが，眼内鉄片異物の有無や骨折の有無の判断にはなる．
- CT検査はX線検査に比べて情報量が多く，眼球内異物や眼窩内異物が疑われる症例には必須の検査である．異物の確認や位置の判定だけでなく，眼窩内や頭蓋内の変化も同時に判定できるため，有用な検査である．

頭部MRIはCT検査よりも眼球内の情報は豊富であるが，磁性異物が疑われるときには禁忌である．

3) 超音波検査（図6）

- 前房出血，白内障，硝子体出血などで眼内が透見不能である場合に施行する．特に**網膜剥離**や**後部硝子体剥離**の有無の確認に有用である．
- X線やCT検査ではわかりにくいガラス片やプラスチック片，木片などの異物の場合や虹彩裏面の小さな異物の判定にも有効である．

眼圧が低い症例では検査の際に超音波検査のプローブを眼球に強く押しあてると，房水や眼内容物が脱出することがあるので注意して行う．

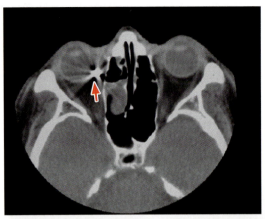
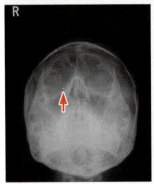
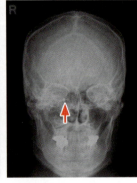
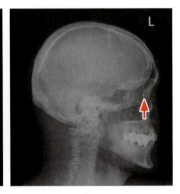

図5 ● 眼窩内異物のCT（上段），X線検査（下段）
同一症例であり，→のところに鉄片異物が存在するのがわかる

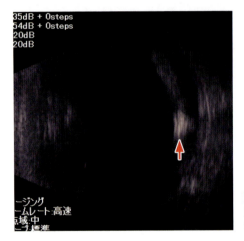

図6 ● 超音波検査
眼球の後方に高反射陰影を認め，異物の存在が疑われる

4) 網膜電図（ERG）

- 硝子体出血などで中間透光体の混濁が強く眼底が透見できない症例における，治療予後判定に有用である．
- ERGが著しく低下もしくは平坦なときには網膜剥離や高度な網膜の損傷を示唆し，また治療後も大きな視機能障害を残すことが多い．

除去後の説明・予防対策

- 眼表面異物の場合，異物を除去すれば多くの症例において症状は緩和されるが，感染症の発症の可能性や，角膜障害から恒久的な視機能障害の可能性があることを十分患者に説明し，少なくとも数日以内に再診が必要な旨を伝えることが大切である．
- 眼球内異物の予後は症例によりさまざまであるが，受傷早期に異物の摘出が可能であっても，術後に感染性眼内炎や増殖性硝子体網膜症を発症し予後不良なこともある．また，受傷後数週間から数年して，僚眼に交感性眼炎を発症することがあることも患者に説明する必要がある．
- 眼内異物は作業中に発症することが多く，保護眼鏡を使用していれば阻止できる症例がほとんどであり，作業中の保護眼鏡装用を指導することが再発，発症予防に大切である．

文献

1) 谷内修：眼内異物．「眼科救急ガイドブック（眼科診療プラクティス15）」（臼井正彦／編），p228-231，文光堂，1995
2) 園田靖：結膜／結膜異物．「眼救急疾患スクランブル（専門医のための眼科診療クオリファイ：21）」（坂本泰二／編），p131-133，中山書店，2014
3) 相馬剛至：異物処理（除去）．「眼手術学8 網膜・硝子体Ⅱ」（小椋祐一郎，門之園一明／編），p177-179，文光堂，2012
4) 恩田秀寿，他：眼外傷の診断と処置（1）眼外傷総論．日本医事新報，4638：67-70，2013
5) 野田康雄：眼内異物．眼科手術，28：352-358，2015
6) 笹元威宏，小池昇：角膜／角膜異物．「眼救急疾患スクランブル（専門医のための眼科診療クオリファイ：21）」（坂本泰二／編），p137-144，中山書店，2014
7) 園田良英：角膜びらん．ERマガジン，4：326-327，2007
8) 増井伸高：眼，耳，鼻の異物除去．救急医学，38：727-731，2014
9) 石田政弘：眼内異物．臨床外科，59：72-74，2004
10) 井上真：眼外傷（眼内異物を含む）．「眼手術学8 網膜・硝子体Ⅱ」（小椋祐一郎，門之園一明／編），p241-253，文光堂，2012

眼球に刺入した釣り針

多くは眼瞼で留まるが，なかには眼球にまで刺入することもある．危険度の高い遊びである．

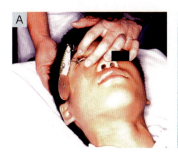
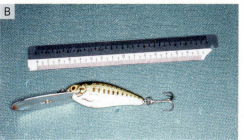

第7章　眼内

B 各論：除去手技の実際

1. 眼表面異物（結膜，角膜異物）

小菅正太郎

　詳細な病歴聴取を行い，前眼部検査にて結膜，角膜の異物を確認し，異物を除去する．多くの症例は異物除去後すぐに症状は緩和される．しかし，異物が角膜深層に及ぶ，または穿孔している場合もあり注意が必要である．

概要

　結膜異物は小石や鉄片，木片，ガラス片など種々であり，眼球結膜に存在するときには簡単に発見できる（図1）が，好発部位は上眼瞼結膜であり，**必ず眼瞼を翻転し診察を行う**．異物は1個とは限らず，複数で散在することもある[1]．

　角膜異物は点眼麻酔薬で刺激症状を緩和した後に開瞼できるようになったら，細隙灯顕微鏡検査で**異物がどの程度の深さに及んでいるかを確認すること**が重要である．このときにフルオレセイン染色することで，非常に小さな異物やガラス片のような透明な異物が見つかりやすくなるうえ，穿孔創や房水漏出を確認できる[2]．

準備するもの

　点眼麻酔薬，開瞼器，マイクロ鑷子，綿棒，角膜異物針，ディスポーザブル注射針，ハンド式マイクロモーターチャック

手技の手順

❶ 点眼麻酔後，患者に細隙灯顕微鏡下で異物を確認する．開瞼は基本的には自分で行うが開瞼器を用いてもよい．

❷ 結膜異物はマイクロ鑷子，綿棒などを用いて異物を摘出する（図2）．砂や金属などの微細な粒子状の異物（図3）は生理食塩水と綿棒を用い，擦り洗いして異物を除去する（図4）．その場合も必ず，上眼瞼は翻転し，眼瞼結膜を洗浄する．

❸ 角膜鉄片異物は，異物周囲に rust ring とよばれる輪状の錆の部分があり（図5），さらにそ

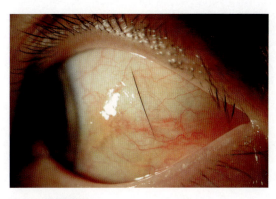

図1 結膜異物
眼球結膜上に睫毛を認め,このような症例は簡単に異物を確認,除去することができる

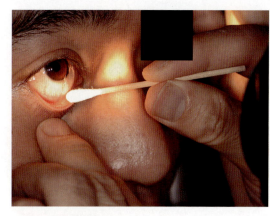

図2 結膜異物除去
綿棒を用い,結膜異物を除去している

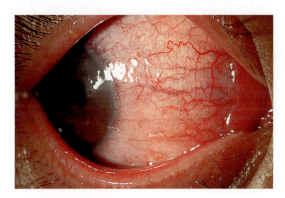

図3 微細な結膜異物
多数の微細な金属粒子を異物として認める

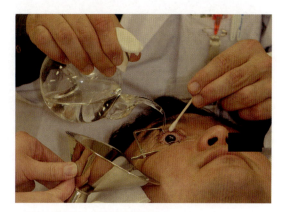

図4 洗眼による結膜異物除去
微細な異物は綿棒を用い,生理食塩水で洗い流す

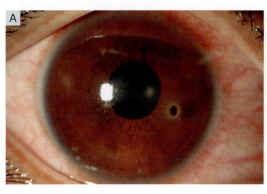

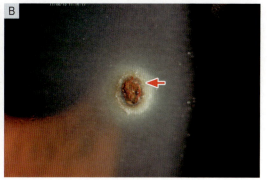

図5 角膜鉄片異物
角膜鉄片異物の周囲に rust ring (→) と角膜浸潤像を認める
文献2より転載

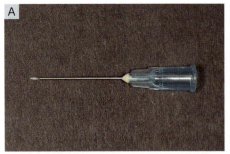 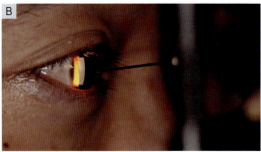

図6 ● ディスポーザブル注射針(23 G)と角膜異物除去
23 G 針の先端で異物を掘り起こすように除去する

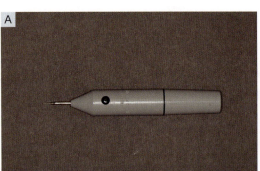 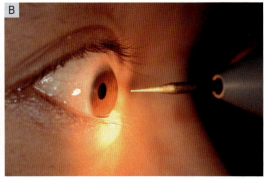

図7 ● ハンド式マイクロモーターチャックと角膜異物除去
ハンド式マイクロモーターチャック先端のドリルの回転により,異物や鉄錆を除去する

の周囲に角膜浸潤を認めることが多く,異物だけでなくそれらも角膜異物針やディスポーザブル注射針(図6),ハンド式マイクロモーターチャック(図7)を用いて除去を行う.rust ring は多く残すと炎症が深部まで波及するので可能な限り除去を試みる.

- 筆者はディスポーザブル注射針の23 G 針を好んで使用している.理由は27 G 針だと短く,23 G 針の長さが扱いやすく,針の先端の太さも異物をすくい上げるのに適しているからである.
- ハンド式マイクロモーターチャックは確かに鉄錆などをきれいに除去することができるが,過剰に角膜組織を損傷するため,処置後の角膜混濁が強くなるので角膜中央部での使用は控えたい.また,角膜深部の異物除去を深追いすると穿孔することがあるので注意が必要である.

❹ガラスやプラスチック片などの異物はディスポーザブル注射針もしくはマイクロ鑷子などでつまみとる.

❺穿孔性の異物の場合は,異物除去後に穿孔創が小さく前房消失のない場合はソフトコンタクトレンズをのせ自己閉鎖を待つ.前房が形成されない場合は10-0ナイロン糸で角膜縫合を行う.

❻除去後は感染症予防のため，**広域抗菌薬点眼**を処方する．異物除去に伴う角膜上皮欠損の範囲が大きい場合には数日間，オフロキサシン眼軟膏を併用する．角膜上皮保護のためにヒアルロン酸ナトリウム点眼を併用してもよい．

> **memo** 前房内炎症が強い症例では，消炎のためにアトロピン眼軟膏や点眼もしくはトロピカミド配合点眼薬を併用する．ステロイド点眼は角膜上皮化が進むまでは，感染症を惹起する可能性があり，初期治療には用いない．

うまくいかないとき

- 患者は眼刺激症状や恐怖心で額台から離れることが多く，そうすると細隙灯顕微鏡のピントが合わず，異物除去が難しくなるので助手に**患者の後頭部を押さえてもらう**とよい．
- 眼球は瞬目のたびに動くので，患者に固視を促すように声掛けを常時行いながら処置を行う．それでも眼球が激しく動き，固視困難なら手術顕微鏡で除去を行う．
- rust ringが角膜深部にある場合やかなり強固に付着している場合，その場は無理をせず，鉄片異物のみを除去する．錆は後日表層に浮いてくるので，そのときに除去を行えばよい．
- 栗のイガ（図8）や昆虫の針は返し針のような構造をしているため，マイクロ鑷子で容易に引き抜くことができないことがある．無理に引き抜こうとすると途中で断裂し，角膜実質内に異物が残存してしまう[3]ので，この場合は異物刺入部位の角膜実質に切開を加え，26Gか27G針の先端で異物を引っ掛けて摘出する（図9）．

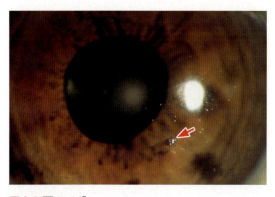

図8● 栗のイガ
角膜に刺入している
文献2より転載

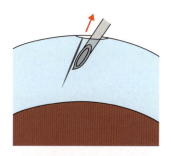

図9● 栗のイガや昆虫の針の除去のしかた
角膜に切開を加え，26か27G針の先端で異物を引っ掛けて摘出を試みる

注意点・リスクマネジメント

1）異物が見つからない

　フルオレセイン染色は異物を染色してくれるだけでなく，角膜擦過傷の位置から異物の存在部位も予測でき，診断および異物発見に有用であり，施行すべきである．上眼瞼の翻転は必ず施行するが，それでも異物を認めないときにはガラス棒で円蓋部を挙上し二重翻転も行う．

2）角膜穿孔性の異物

　前房の形成や角膜を縫合する可能性，場合によっては保存角膜や強膜でパッチを行うことを考慮し，手術室で異物の摘出を行うのが望ましい．洗眼や消毒の際に眼球に圧力をかけないように注意する．

3）処置後の患者への対応

　処置後感染症の発症の可能性や，視軸に異物が存在する場合は除去しても瘢痕治癒を伴い，視力が低下する可能性があることを必ず説明する．異物が除去されると，眼刺激症状が緩和されるために眼科再診を行わない患者もいるが，**少なくとも数日以内に再診が必要な旨を伝えることが**大切である．

点眼麻酔薬はあくまで診察，処置の補助に用いるもので患者の鎮痛薬として処方してはいけない．理由は点眼麻酔薬で眼刺激症状が消失すると，角膜所見や炎症などの悪化に気がつかないからである．

コンサルトのタイミング

- 異物が角膜深部にあるか穿孔している可能性がある症例は眼科手術室をもつ病院に緊急で紹介する．
- 異物を除去して数日経過しても，眼痛や異物感などの眼刺激症状が緩和されないときには眼科医に診察を依頼する．
- rust ringが残存する症例や異物除去が容易でない症例，そもそもディスポーザブル注射針などを用いて眼表面異物を摘出する手技に不慣れの場合には，角膜が穿孔するなどの合併症もあるので眼科医に任せるべきである．

文献

1) 園田靖：結膜/結膜異物．「眼救急疾患スクランブル（専門医のための眼科診療クオリファイ：21）」（坂本泰二/編），p131-133，中山書店，2014
2) 笹元威宏，小池昇：角膜/角膜異物．「眼救急疾患スクランブル（専門医のための眼科診療クオリファイ：21）」（坂本泰二/編），p137-144，中山書店，2014
3) 相馬剛至：異物処理（除去）．「眼手術学8」，p177-179，2012

第7章 眼内

B 各論：除去手技の実際

2. 眼内異物（眼球内，眼窩内異物）

小菅正太郎

眼内異物は失明や視機能に大きな影響を与える恐れのある眼科救急疾患であり，早期診断，早期治療が視機能を保つうえで最も重要である．その治療には最低でも手術顕微鏡を備えた眼科手術設備が必要であり，ERではごく初期の創傷治癒を超えるレベルの行為を行うことは不可能であり，診断した場合や疑わしい症例はすみやかに設備を備えた眼科へ紹介が必要である．

概要

眼内異物は放置すると感染症を発症し（図1），予後不良となることもあるのでERでは**感染防止**が最も重要な処置の目標となる[1]．

異物の摘出には，硝子体手術などの高度な技術を要し，熟練した術者ないしはそのバックアップ，複数のスタッフ，場合によっては麻酔科医の介在なしで実施することは不可能である．

準備するもの

眼科手術顕微鏡，角膜創を縫合する10-0ナイロン糸，強膜創を縫合する7-0ナイロン糸，

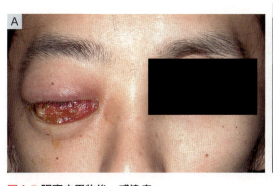
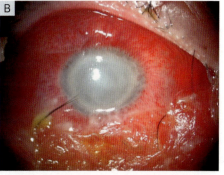

図1 眼窩内異物後，感染症
眼窩内異物が放置され，感染症を発症し，眼窩蜂窩織炎，全眼球炎となり失明した

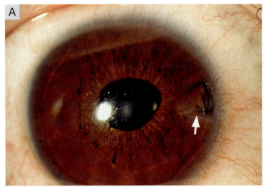 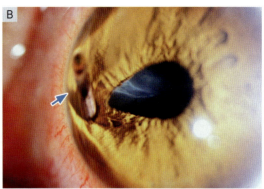

図2 ● 前房内異物
Aの写真はハンマーの破片，Bは針金が角膜より刺入している

8-0バイクリル糸など，硝子体手術装置，硝子体鑷子，硝子体マグネット，眼内レーザーや眼内ジアテルミーなど通常の硝子体手術に使用する器具，異物の存在部位によっては白内障手術装置など

手技の実際

眼内異物摘出の手技は眼科手術施設のある眼科医が行うものであり，詳細は眼科手術成書を参考にしていただきたい．

1) 麻酔

瞬目麻酔，球後麻酔，Tenon囊下麻酔を症例に応じて適宜選択し，局所麻酔を行う．重度の網膜剥離を認める場合や感染を生じて硝子体が高度に混濁している症例などで，手術時間が長くなると予想される症例はできれば全身麻酔が望ましい．

2) 穿孔創の縫合

創口が小さく，房水や硝子体液が漏出していない状態で閉鎖されていれば縫合の必要はないが，開放創となって低眼圧で眼球形態が維持されていなければ角膜創，強膜創の縫合が必要となる[2]．

> **memo** 穿孔創の縫合後，異物摘出や眼内合併症の処理を行うが，合併症の処理ができない施設では一次的に穿孔創を縫合してから至急，硝子体手術が可能な施設に搬送する．

3) 前房内異物（図2）

異物を摘出できる大きさの強角膜切開を行って，そこから鑷子などで保持して摘出する．そ

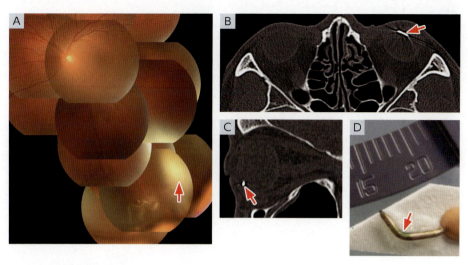

図3● 眼球内異物(左眼)
A) 眼球内異物摘出前の眼底写真．網膜下方に高反射の異物（→）を認める
B，C) 術前眼窩CT検査（B：横断像，C：矢状断像）．CTで眼内の異物（→）が明瞭に抽出される
D) 摘出した異物．V字に曲がった約7 mm大の釘であった

の際，前房内に粘弾性物質を注入し，前房形成と角膜内皮保護を行う．

4）水晶体異物

　後囊破損がなければ通常の超音波水晶体乳化吸引術の手順で異物を摘出できる．異物が小さければ超音波チップで直接吸引できるが，大きければ鑷子などで摘出する．眼内の状態によっては同時に眼内レンズ挿入も可能である．後囊破損があれば，硝子体手術で硝子体内に落下した水晶体片や異物を除去する．

5）硝子体，網膜内異物（図3）

　経毛様体扁平部硝子体手術で型どおり中心部硝子体切除術を施行し，異物周囲と摘出予定の強膜創周囲の硝子体を切除してから硝子体鑷子で把持し摘出するか，異物が磁性体であれば強力な磁力をもつ硝子体マグネット（図4）を挿入し，異物を吸着させて摘出する[3]．

 硝子体鑷子はグリップ力の強いものを選択し，異物の形状と摘出する方向を考えて把持する．できるだけ黄斑部から離れた場所でやさしく把持するようにする．

memo 近年の硝子体手術装置，器具や手技の進歩は目覚ましいものがあり，現在，眼内異物摘出は経毛様体扁平部硝子体切除術で行う．しかし，以前には経角膜，強膜的にジャイアントマグネット（図5）を用いて，眼球後方の硝子体や網膜内の異物を前方に移動させ，摘出していた時代もあった．磁性の及ぶ範囲の限界などもあり確実に異物を取ることは難しく，また硝子体出血や続発性網膜剝離などの合併症も多くみられた[4]．

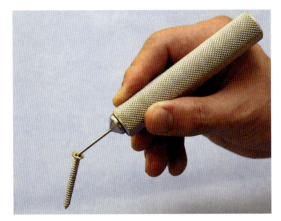

図4 ● 西式硝子体マグネット（20 G）
硝子体手術強膜創に硝子体マグネットを挿入し，異物を吸着させ，眼内から除去する

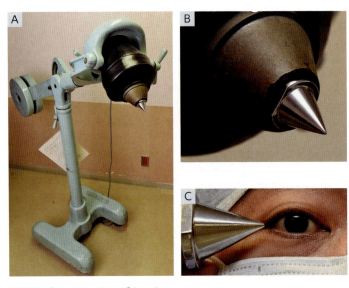

図5 ● ジャイアントマグネット
ジャイアントマグネットの全体写真（A），先端部（B），先端部と眼球との大きさの比較（C）

6）損傷組織の修復

　眼内異物の眼球組織の損傷による合併症として**外傷性白内障，網膜裂孔，網膜剥離，硝子体出血**などがあり，いずれも異物摘出と同時に処置が可能である．外傷性白内障は強角膜創もしくは硝子体手術の強膜創から超音波水晶体乳化吸引術を行って処理する[2]．眼内レンズは一期的に挿入できる場合もあるが，眼内感染症を考慮して，1週間から数カ月おいて十分に消炎してから二期的に挿入するほうが安全である[5]．

　異物摘出後は後部硝子体剥離（posterior vitreous detachment：PVD）がなければ人工的PVDを作成し，その後周辺部硝子体切除により異物侵入に伴う汚染硝子体の除去を十分に行

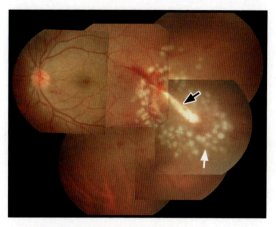

図6 ● 網膜内異物摘出後の眼底写真
異物を摘出後，網膜裂孔（➡）周囲に白色の眼内レーザー痕（⇨）を施行した

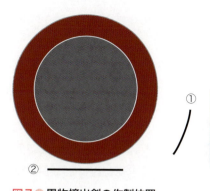

図7 ● 異物摘出創の作製位置
異物サイズなどを考慮し，硝子体手術の強膜創を角膜輪部と平行に拡大し摘出するか（①），とても大きな異物は白内障手術の創口から摘出する（②）

い，網膜裂孔や網膜剥離など合併症の検索を図る[3]．網膜裂孔を認めれば眼内レーザーで凝固して閉鎖し（図6），網膜剥離を生じていれば液空気置換してガスタンポナーデなどを行い，網膜を復位させる．

うまくいかないとき

眼内異物を取り出す際には，異物の大きさと把持した鑷子やマグネットの厚みを考慮した**少し大きめのサイズの強膜創**を作成する．その際に角膜輪部に平行な強膜創を作成する方が拡大しやすい．また，大きな異物の場合は虹彩上まで異物を移動させ白内障手術の強角膜，角膜創から摘出する[5]（図7）．

角膜裂傷や角膜混濁などを伴っており眼底視認性が低下しているときや眼底最周辺部の硝子体切除には，眼内内視鏡が有用である．しかし，内視鏡は手術顕微鏡による操作に比べて視野が狭く，立体視がないため術者の慣れが必要である[6]．

> **memo** 最近の硝子体手術の進歩に欠かせない広角観察システムは広範な角膜混濁があっても，どこかに透明な部位があれば，そこを通して広い視野を簡便に確保できる[9]．

注意点・リスクマネジメント

眼内異物では重篤な合併症である細菌感染による**眼内炎の発症を予防するために**，**手術前に広域スペクトラムの抗菌薬の予防投与**に加え，**術中は抗菌薬添加灌流液を用い**，**術後も抗菌薬の全身・局所投与**を行う．また，摘出異物や術中採取した眼内液は**細菌培養検査**に提出し，そ

の後の感染症対策の参考にする[3].

コンサルタントのタイミング

　ERで患者からの詳細な病歴聴取およびその施設でできる限りの検査（眼科一般検査，X線CT検査，超音波検査など）を行った結果，眼内異物と診断もしくは疑われたときには，**至急眼科医に診察を依頼しなくてはならない**．その際，感染症の発症を予防するために広域抗菌点眼薬かオフロキサシン眼軟膏を処方する．

文献

1) 園田良英：角膜びらん．ERマガジン，4：326-327，2007
2) 石田政弘：眼内異物．臨外，59：72-74，2004
3) 池田俊英：硝子体／眼内異物．「眼救急疾患スクランブル（専門医のための眼科診療クオリファイ：21）」（坂本泰二／編），p245-248，中山書店，2014
4) 谷内修：眼内異物．「眼救急ガイドブック（眼科診療プラクティス15）」（臼井正彦／編），p228-231，文光堂，1995
5) 小泉閑：硝子体・網膜異物への処理．「眼救急疾患スクランブル（専門医のための眼科診療クオリファイ：21）」（坂本泰二／編），p295-299，中山書店，2014
6) 井上真：眼外傷（眼内異物を含む）．「眼手術学8 網膜・硝子体II」，p241-253，文光堂，2012

眼球に刺入した鉄線

　植木剪定中に転倒して，先端がL字型の鉄線が眼球に刺入した．注意深く少しずつ切り縮めていった．

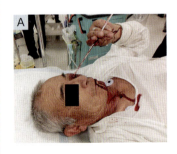
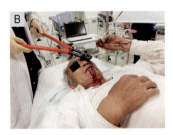
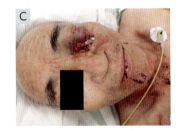
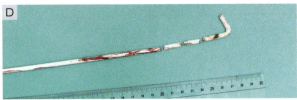

第8章 腟内

A 総論

腟内異物の特徴と診察の進め方

佐藤正人

> **Point**
> 異物が診察時の処置など治療目的で挿入されたものなのか，月経時の処置や避妊目的で挿入されたものなのか，もしくは自慰目的などで挿入されたものなのかを鑑別する．成人女性では，たいてい異物を挿入した自覚がある．ただし，生理用タンポンは抜き忘れも多い．多くの症例では，異物が抜けなくなってから，比較的短時間で来院するため，腟鏡を挿入するだけで，異物の摘出が可能となる．
> しかし，挿入後，長時間が経過したものや，小児例では外来での処置が困難で，入院加療を要することが多い．

概要[1)～5)]

- **腟内異物**とは，**故意**または**治療**や**避妊目的**で腟内に挿入された一切の物をいう．
- 成人女性では腟内に治療目的で錠剤や坐剤が挿入されるほか，タンポン，綿球，ガーゼ，ペッサリー，コンドームなどが治療や避妊目的で挿入される．
- 自慰目的で腟内に異物が挿入される．
- 窃盗物や密輸物品を隠匿する目的で，麻薬や貴金属，宝石などが腟内に挿入される．
- 救急外来で遭遇する腟内異物の多くは，治療目的以外の腟内異物である．
- 多くの患者は，異物が抜けなくなったら短時間のうちに医療機関を受診する．
- 治療目的で挿入された物でも，**長期間腟内に放置された場合**には腟内異物としての症状を呈する．
- 小児では腟内への異物の挿入が無意識であることが多い．したがって，**症状が軽いと，長期間腟内に異物が放置される．**
- 救急外来で小児腟内異物症例に遭遇したら，**性的虐待**の可能性も考慮する．

病態と病態に関連する基礎知識

- 腟内に長時間異物が存在すると，腟炎さらには腟の潰瘍を発症する．その結果，腟壁は発赤し，疼痛をきたし，悪臭のある黄色帯下が増加する．
- 滅菌された医療用タンポン（図1, 2）であっても，取り忘れにより長時間腟内に留置され

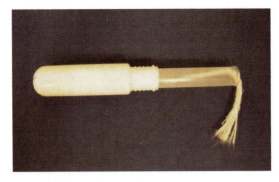

図1 ● 生理用タンポン（挿入前）
外筒を介して収納された，タンポンを膣内に挿入する．長時間留置することは避け，数時間（通常4～8時間以内）で交換する．抜去時はヒモを引っ張り，抜去する

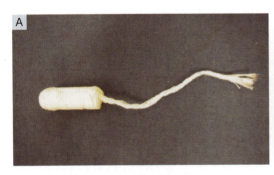 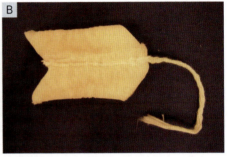

図2 ● 生理用タンポン（挿入時）
A）乾燥した状態　B）水分を含んだ状態
付属したヒモは体の外に出して使用する．何らかの原因でヒモがちぎれ抜去困難になる

表1 ● 小児症例での異物発見の遅れ

- 帯下以外の自覚症状に乏しい
- 内診・直腸診の所見が得にくい
- 外診上処女膜に異常を認めないことがある
- 異物の挿入を訴えない
- 稀な疾患である

ると膣炎を発症する．
- 小児では，異物挿入した自覚に乏しいため，膣からの出血や分泌物を主訴に来院する（表1）．
- 小児では，膣炎と診断されたが異物が見過ごされている症例も経験される．
- 小児膣異物は挿入後数カ月から数年を経て診断されることも稀ではない．

1）異物の種類

a）成人女性の膣内異物（表2）

- **タンポン**の抜き忘れや，タンポンのヒモがちぎれたことによる抜去困難が最も多い．ついで**コンドーム**，**ペッサリー**（図3），**子宮内避妊具**（intrauterine device：IUD，図4）などの脱落や取り忘れが多い．

表2 ● 自慰目的での膣内異物の種類（成人）

- バイブレーター
- スプレー缶のキャップ
- 皮革製品
- 乾電池
- ベッド柵の飾り
- 自動車のギアノブ
- バナナ/野菜
- 電球
- 石膏
- ゴルフボール

など

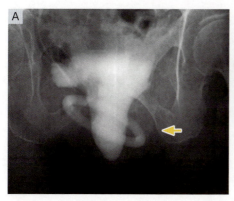
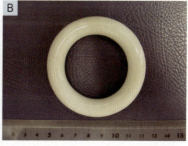

図3 ● ペッサリー
治療目的で骨盤内臓脱患者に挿入されたペッサリー（→）．さまざまなサイズのものがある

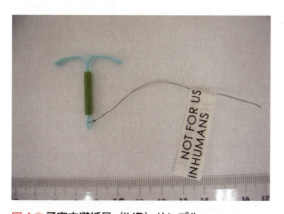

図4 ● 子宮内避妊具（IUD）サンプル
さまざまな形状のIUDが発売されている．IUD使用者では2〜10％で1年以内に自然脱出する

表3 ● 小児膣内異物の種類（岩川ら）

● 鉛筆キャップ	● 落花生
● 鈴	● トタン板片
● 脱脂綿・毛髪	● 消しゴム
● クレヨン	● トイレットペーパー
● 石ころ	● ビー玉
● ゲームの駒	● 人形の靴
● 木の葉	● ビーズ
● コルク	● 菓子包装紙
● お守り	● 畳ピン　　　　など

文献5より引用

- 自慰目的でバイブレーターやスプレー缶のキャップ，皮革製品，乾電池，ベッド柵の飾り，自動車のギアノブ，張り型，ゴルフボールなどが挿入される．

b）**小児での膣内異物**（表3）
- **玩具類**の挿入が多い．
- 鉛筆キャップや消しゴム，クレヨンなどの文具，綿球やトイレットペーパー，木片など身近にあるものが多い．

診察・検査の前にすべきこと

- コンドームや，タンポンなど膣内での使用を前提とされている物では，異物そのものが重大な問題を引き起こすことは少ない．
- 診察や摘出は婦人科診察台で行うことを原則とする．
- 尖った物やガラス製品などは**隣接臓器損傷**の危険性がある．
- 野菜や氷など，異物としての使用が前提でないものは**衛生面**での問題も生じる．
- 小児では，原因不明の帯下や性器出血が持続する場合には膣内異物の可能性も考慮する．
- 小児では全身麻酔下に膣内異物の診察や摘出を行う．

身体所見・症状とその評価

- 成人女性では，問診による膣内異物の診断は容易である．
- 外来での膣内異物症例で最も頻度の高いのが生理用タンポンの抜き忘れである．
- 長時間放置されたタンポンは悪臭のある帯下をきたすことが多く，**感染予防**に注意が必要である（memo）．
- 使用済みコンドームは**避妊失敗**の可能性もある．

> **memo** 中毒性ショック症候群（toxic shock syndrome：TSS）[6]
> 黄色ブドウ球菌またはA群溶血連鎖球菌から局所で産生された外毒素によって多臓器障害を呈する疾患．急激発症の高熱，低血圧，全身性の発疹，激しい筋痛，嘔吐と下痢，頭痛および非限局性の神経症状などである．ショックやDICなどへ進展し，多臓器不全で死亡することもある．1980年代に，腟に挿入したタンポンが原因で黄色ブドウ球菌が腟内に増殖し，外毒素によってショック状態となる患者が多発した．

問診のポイント・患者対応

- 患者の**プライバシー保護**には十分な注意を払う．
- 異物の挿入が，婦人科受診後のものなのか，日常生活（性行為を含む）後なのかを聞く．
- タンポンを挿入したことを忘れていることや，コンドームの脱落に気づかないこともある．
- 小児では異物挿入の自覚に乏しいので，保護者が異物の挿入を目撃した場合を除き，異物挿入の確定診断を問診だけで得ることは困難である．
- 小児例では**性的虐待**の可能性も考慮しなければならない．したがって，**保護者や引率者の態度**にも注意を払う．

行うべき検査と検査所見[7)8)]

- **腟内に何があるかをみること**につきる．
- 成人では問診，悪臭のある帯下，クスコ診による視診で十分である．
- 子宮脱治療のペッサリー（図3）やIUD（図4）が関与している可能性があれば，経腟超音波，CT，MRIなどの画像診断が必要となる．
- 小児では処女膜を含めて視診上正常のことが多い．
- 小児では腟口から異物が顔を出していない限り，腹部超音波検査やX線，CTやMRIで腟内異物の検索を行わざるを得ない．
- 小児の異物はプラスチックの玩具などX線透過性のものが多い．

患者への説明・予防対策

- 腟内異物による問題を発生させないようにすることが最重要（再発防止）．
- **生理用タンポンは4〜8時間おきに必ず交換**し，**不衛生な状態にならないよう指導**する．
- コンドームは正しい使用法を指導する．
- 異物がコンドームであった場合，除去だけではなく，必要に応じ，**避妊用ピル**の処方も行う．
- 小児では，家族への対応や患児の精神的サポートにも注意を払う．

成人,小児を問わず慢性例では,直腸膣瘻や直腸膀胱瘻,膣狭窄や膣閉鎖の合併も考えられるので,救急外来でむやみに処置をしない.産婦人科医や小児外科医にコンサルトする.

文献

1) 今西由紀夫:膣異物/性器外傷・出血.臨床婦人科産科,67:49-51,2013
2) 石濱淳美,他:ちつ損傷・ちつ内異物.産婦の実際,36:2021-2026,1987
3) 東田 章,他:膀胱・膣内異物の診断と治療.小児外科,37:889-891,2005
4) 鈴木 皓,他:小児科領域におけるCefotaxime(クラフォラン®)の臨床的検討.小児科臨床,37:1147-1154,1984
5) 岩川眞由美,他:診断までに1年半を要した膣内異物の5歳女児例.日本小児外科学会雑誌,33:765-769,1997
6) 山口哲司,他:タンポン使用を契機に発症したtoxic shock syndromeの1例.臨床皮膚科,61:891-894,2007
7) 北村郁夫:子宮内避妊具(IUD).臨床婦人科産科,53:594-600,1999
8) 西藤真紀子,他:23年間にわたる膣内異物により膣閉鎖をきたした一例.日本産婦人科学会中国四国合同地方部会雑誌,52:65-68,2003

第8章 膣内

B 各論

除去手技の実際

佐藤正人

> **Point**
> ①成人例：大部分の，急性期の異物症例は外来診療で異物の除去が完了する．長期間放置されていた慢性の異物は麻酔下に摘出せざるを得ないこともある．また，ときに直腸や膀胱との瘻孔形成，膣閉鎖や狭窄をきたした症例に遭遇する．
> ②小児例：外来診療で異物を摘出できることは稀である．手術室で全身麻酔下に除去を行う．

概要

- 成人例，小児例とも膣内異物の除去が治療の基本である．
- 膣鏡（図1〜3）を挿入し，異物の形状に適した鑷子や鉗子（図4）で異物をつまんで摘出する．

準備するもの[1〜3]

1）成人

- 婦人科診察台で処置を行う．

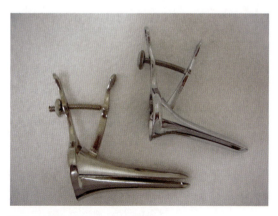

図1 膣鏡（クスコー式膣鏡）
さまざまなサイズの膣鏡がある

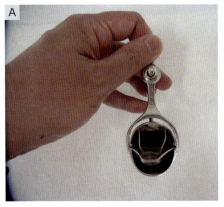
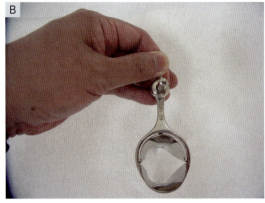

図2 ● 膣鏡の使用法（一例）
1) 患者に適切なサイズの膣鏡を準備する
2) 潤滑剤を塗布した後に，先端を閉じた状態で，やや斜めに膣口に押し当て，ゆっくりと正中に戻しつつ，挿入する
3) ゆっくりとハンドルを閉じると先端（ジョウ）が開くので，膣内を観察する
4) 抜去時には反対の操作を行う

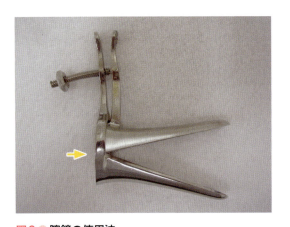

図3 ● 膣鏡の使用法
膣鏡を介し，矢印の方向から膣内へ鑷子や異物鉗子を挿入し摘出する

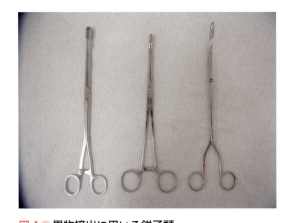

図4 ● 異物摘出に用いる鉗子類
先端の形状がさまざまである．摘出する異物の種類により使い分ける

- 膣鏡，鑷子，異物鉗子，子宮ゾンデ（図5）などを準備する．

2) 小児例

- **全身麻酔下**に処置を行う．
- SSやSSSサイズなど，小さなサイズの膣鏡を準備する．年少児では膣鏡が挿入できないため，小児用膀胱鏡や鼻鏡，耳鏡を用いて診察することもある．
- 異物除去には体格に応じた小型の鑷子や鉗子類を準備する．

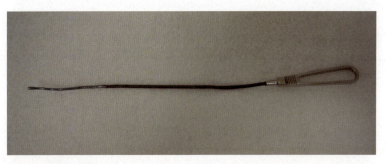

図5 ● 子宮ゾンデ

手技の手順

1）成人例

❶急性期のタンポンやコンドームなどは外来婦人科診察台で摘出処置が可能である．
❷まず，内診を行い異物の存在を確かめる．ついで，膣鏡を挿入し鑷子や鉗子などで異物を取り出す．
❸ガラス片や鋭利なものは内診や取り扱いに注意する．
❹摘出後は，膣壁を観察し粘膜の発赤やびらん，裂傷の有無を確認する．
❺最後に膣洗浄を行う．必要に応じ抗菌薬の膣内投与や全身投与を行う．

2）小児例

❶全身麻酔下に，手術室で処置を行う．
❷小さなサイズの膣鏡を挿入し，成人と同様に鑷子や鉗子で異物を摘出する．
❸膣鏡の挿入が困難な患児では小児用膀胱鏡で観察することもある．
❹挿入後年月を経た慢性症例が多く，異物の摘出には周囲との癒着や瘻孔形成などの合併に注意する．

 小児例では，年長児が婦人科診察を十分に理解した場合を除いて，覚醒状態で処置を行ってはならない．泣き叫ぶ児を押さえつけて診察すると，精神的な悪影響のみならず周囲臓器の副損傷の危険性も生じる．

うまくいかないとき

- ボール，ビーズなど丸い物体で把持が困難な場合は直腸に挿入した指で押し戻すことを試みる．
- 車のギアノブなどは膣鏡そのもので挟み込むと摘出できることもある．
- 裸電球はガラスが割れていなければ，容易に摘出できる．ただし，破損した場合は，ピン

- セットで少しずつ摘出する．尿道や直腸損傷の合併にも注意する．
- 繊維製組織（ウール）は膣洗浄を併用すると摘出しやすい．
- 卵は生卵の場合，割れていてもそれほど問題にならないが，ゆで卵は黄身が膣壁に付着すると取り出すのに難渋する．

注意点・リスクマネジメント

- **急性期**（ヒモが切れたことによるタンポン抜去困難，コンドームの脱落や自慰目的で挿入した異物が入り込んで抜けなくなった症例）・**亜急性期**（タンポンの抜き忘れで悪臭を伴う症例，子宮脱治療用ペッサリーやIUDの脱出など）の膣内異物は**救急外来で摘出できることが多い**．
- 摘出後は膣内を十分に洗浄し，抗菌薬含有膣錠や坐剤を挿入する．必要に応じて経口薬も処方する．
- 翌日に産婦人科受診を指導する．ただし，場所が場所だけに翌日来院しないことも多い．
- 小児では，**慢性期**の症例が多いので**救急外来で摘出を行うことは稀である**

コンサルトのタイミング

1) 成人例[4)〜6)]

慢性症例は，膀胱膣瘻や直腸膣瘻，また膣狭窄や膣閉鎖をきたしている可能性もあり，産婦人科専門医へコンサルトする．

2) 小児例[7)8)]

挿入後ある程度時間が経過した症例が多い．全身麻酔下の摘出が奨励されるので，産婦人科医や小児外科医へコンサルトする．

症例

Case 1　26歳，女性

主訴：タンポン抜去困難
現病歴：タンポンを挿入したまま性交渉を行った．下腹部痛（生理痛）と嘔気を主訴に救急来院．
身体・検査所見：体温37.0℃，腹部超音波検査（図6A）でタンポンが確認された．暗赤色の悪臭を伴う帯下あり．
対応の実際：膣鏡を挿入し，鉗子で摘出した（図6B）．経口抗菌薬の投与を行った．

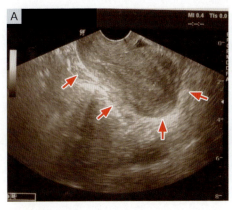
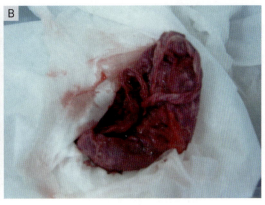

図6 Case 1
A) 経腟超音波検査：腟内にタンポンに一致する異物（→）
B) 摘出したタンポン：月経血を吸収し著しく膨らんでいる，悪臭を伴う

Case 2　10歳，女児

主訴：発熱

身体・検査所見：体温38.4℃，白血球12,900/μL，CRP 5.9 mg/dL．精査で腟腫瘍，異物の存在が疑われた（図7）．

対応の実際：全身麻酔下に診察を行った．SSサイズの腟鏡を挿入したところ，ティッシュペーパーと考えられる白色繊維の塊が確認された（図8）．胎盤鉗子で少しずつ摘出した後，腟内を洗浄した．摘出後より解熱した．

虐待の可能性も考慮されたため，児童相談所に通知した．後日，患児は帯下を認めたため，自分でティッシュペーパーを挿入したとの告白あり．

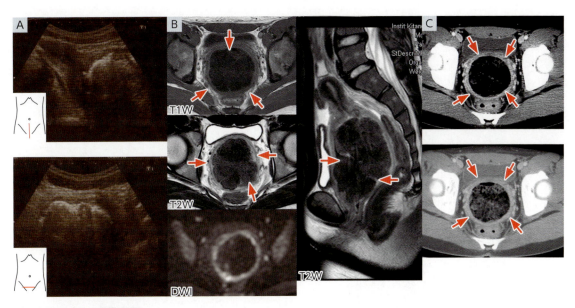

図7 Case 2　画像所見
A) 経腹超音波：頸部および腟発生の腫瘍の可能性
B) MRI：腟壁発生の腫瘍疑う
C) CT：腟内にairを含んだ造影濃染を示さない低吸収像．腟内異物疑う

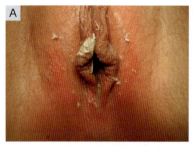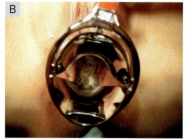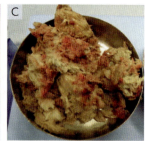

図8 ● Case 2　全身麻酔下処置
A）膿性の帯下を認める．ティッシュペーパーが周囲に付着
B）SSサイズ腟鏡使用．白色のティッシュペーパー
C）胎盤鉗子で摘出

■ Case 3　3歳，女児

主訴：会陰部出血

現病歴：「おまたがいたい」との訴えがあった．下着に血液の付着を認め，出血源の精査目的で紹介．

身体・検査所見：腟口よりの少量の出血を認めた．機能性出血や外傷も疑ったが，腫瘍性病変の除外目的でCT撮影を行ったところ，腟内に横たわる人工物の存在が疑われた（図9）．

対応の実際：全身麻酔下に診察を行った．腟口は年齢の割に開いており，明らかな処女膜は確認されなかった．恒常的に異物を挿入している可能性が示唆された．SSSサイズの腟鏡を挿入したところ，5 cm程度奥に透明の円筒状の異物が3時から9時方向に陥入していた（図10）．これをケリー鉗子で挟んで摘出した．白苔を伴う軽度の潰瘍形成を認めた．生食で洗浄し処置を終了した．

両親に尋ねたところ，異物挿入に関しては，心当たりがないとのことだったが，摘出したキャップは母親が仕事で使用しているペンキャップに一致するとのこと．児童相談所に連絡した．

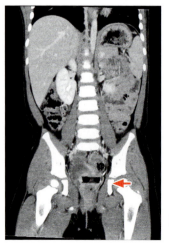

図9 ● Case 3　腹部CT所見
腟内に人工物の存在が疑われた

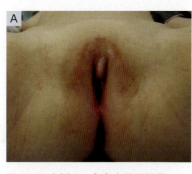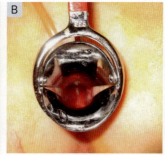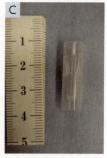

図10 症例3 全身麻酔下処置
A）会陰部に血液の付着認める
B）SSSサイズ腟鏡を挿入．透明の異物を確認
C）摘出したペンキャップ．CT所見と一致した

参考文献

1) 石濱淳美, 他：ちつ損傷・ちつ内異物. 産婦の実際, 36：2021-2026, 1987
2) 今西由紀夫：腟異物/性器外傷・出血. 臨床婦人科産科, 67：49-51, 2013
3) 古田繁行, 他：小児腟異物の1例：―腹腔鏡観察下経腟的異物全摘除の経験―日本小児外科学会雑誌, 51：1230-1233, 2015
4) 福井里香, 他：5年間放置され直腸腟瘻を形成した腟内異物の1症例. 産婦の進歩, 56：293-297, 2004
5) 水田正能：長期間放置された腟内異物の1症例. 産科と婦人科, 65：235-238, 1998
6) 西藤真紀子, 他：23年間にわたる腟内異物により腟閉鎖をきたした一例. 日本産婦人科学会中国四国合同地方部会雑誌, 52（1）：65-68, 2003
7) 鈴木 皓, 他：小児科領域におけるCefotaxime（クラフォラン®）の臨床的検討. 小児科臨床, 37：1147-1154, 1984
8) 宋 裕賢, 他：小児腟内異物症例の検討. 西日本泌尿器科, 66：571-574, 2004

第9章 泌尿器

A 総論

泌尿器科異物の特徴と診察の進め方

新垣義孝

泌尿器科異物のほとんどは尿道膀胱異物である．病歴聴取に加えて肉眼的血尿，排尿痛や残尿感などの下部尿路症状では尿道膀胱異物を疑う．視診と触診に加えてX線撮影や超音波検査などの画像検査が診断と治療方針のポイントとなる．

概要

膀胱異物は，異物の侵入経路から，経尿道的に挿入されて起こる**経尿道性異物**と手術や外傷などで膀胱周囲への異物（ガーゼや体外からの迷入）の残存で生ずる**経膀胱壁性異物**に分けられる．経尿道性異物が多く，経尿道性異物の70％以上は自慰，性的行為による．経膀胱壁性異物は27.5％であり，多くは手術に関連した医原性異物である．日常臨床では経尿道性異物がほとんどである[1]．

経尿道的な膀胱異物や尿道異物のほとんどは，自慰行為，性戯や性的虐待などによって起こる．膀胱炎などの下部尿路症状や膿尿は診断の手がかりとなる．特に，男性の膀胱炎はきわめて稀なので，女性の難治性の膀胱炎とともに異物を疑う．30年間も膀胱異物が放置されていた例もある．また，泌尿器科で治療の一環で挿入されたDouble J stentが尿管に残置され石灰化したり，尿道留置カテーテルの事故抜去でカテーテルの一部が膀胱や尿道に異物として残る場合もある．

病態と病態に関連する基礎知識 (図1)

1) 尿道膀胱異物

a) 尿道球部〜外尿道括約筋

経尿道性異物は外尿道口からの異物の挿入によって起こる．外尿道括約筋は前部尿道と後部尿道の間に存在し尿禁制を強力に保っている．男性の場合，前部尿道は尿道球部から外尿道括約筋に向かって屈曲している．このため，軟性の異物が挿入された場合には尿道球部で突き当たり，外尿道括約筋の部分でブロックされ尿道球部で屈曲反転しやすい．硬性の異物の挿入では屈曲部を通過して外尿道括約筋を超えると膀胱に到達する．しかし，ときとして異物が挿入

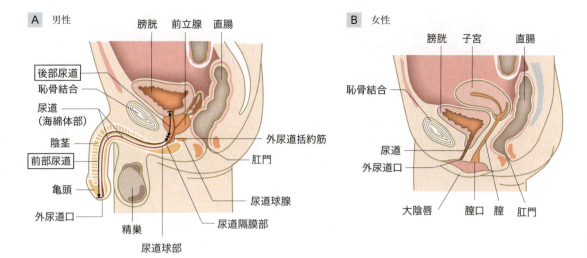

図1 尿道・膀胱の解剖

されていく過程で尿道の穿孔を生ずることがある．また，尿道内の異物の残置で尿道潰瘍を生じ，尿道周囲への尿の溢流，尿道周囲膿瘍，さらに陰嚢内へ感染が波及してフルニエ壊死を発症したり，尿道皮膚瘻を形成する[2]．

b) 膀胱内

膀胱内に挿入された異物は，排出されにくい形状の場合は，膀胱内にとどまり，炎症反応を引き起こす．長期になれば石灰沈着が起こり，膀胱結石となる．異物の種類は体温計，鉛筆類，縫合糸，ゴム製品，針・ヘアピン類，ロウ製品，ビニール製品，バルーンカテーテルの一部などと多種に及んでいる[3]．

膀胱内の異物が膀胱外や腹腔内への穿孔を起こす場合もあり，異物の形状や存在位置とともに発熱や腹膜刺激症状の有無に注意が必要である．慢性に経過すると膀胱と腸管との間で瘻孔を形成することがある．

経膀胱壁性異物は，過去の手術時に膀胱周囲に残置されたガーゼや縫合に使用された非吸収糸が異物反応として膀胱内へ排出されて生ずる．

2) 尿管異物

尿管や尿管周囲に使用された非吸収糸（絹糸）が，長年にわたって尿管内に排除されて行く過程で非吸収糸を核として石灰化して尿管内異物となる[4]．

3) 腎盂内異物

腎瘻の事故抜去により，**腎盂カテーテル**の一部が残ることがある．事故抜去された腎盂カテーテルに欠損がないかを注意深く確認して，欠損があれば腎盂内に残存している可能性が高い．残存が疑われたら内視鏡的に摘除する．

また，腎盂尿管内に **Double J stent** が留置されたまま，受診から3カ月以上経過すると，

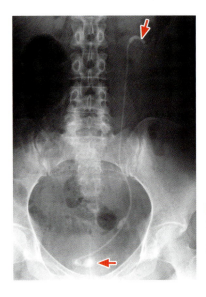

図2● 尿管異物
左腎盂尿管にDouble J stentが留置されている．腎盂内と膀胱側のDouble J stentに石灰沈着している（→）．腎盂側の石灰化は体外衝撃波結石破砕術（ESWL）で破砕し，膀胱側は経尿道的に砕石して除去した

Double J stentに石灰沈着が起こりやすい．腎盂側でstentに石灰沈着が起こると，抜去困難となり，尿管の閉塞をきたし，閉塞性腎盂腎炎や敗血症へ進行する．病歴からstent留置の既往を聴取し，X線撮影で石灰化したstentを確認する．膀胱側では石灰沈着が強く起こり，排尿痛，頻尿，あるいは肉眼的血尿などの膀胱刺激症状で受診することがある．ESWL（体外衝撃波）で腎盂側の石灰化部分を破砕した後に経尿道的に把持鉗子で抜去する．Double J stentの抜去忘れは，留置の際に患者に抜去が必要なことや合併症について十分に説明しておくことにより防ぐことができる（図2）．

4）尿道留置カテーテルの断端

　尿道留置カテーテルは尿閉や周術期の尿測管理など種々の状況で使用される．尿道留置カテーテルの違和感や周術期のせん妄などで自己抜去されたりすることがある．バルーン容量が少ないとそのまま抜去されるが，十分な容量で固定されているとカテーテルが途中で断裂して膀胱内に残存する．残存したカテーテルは，塩類が付着して膀胱結石となる．膀胱結石は，膀胱壁の潰瘍を生じ，出血や尿浸潤から膀胱周囲膿瘍へと進行する．したがって，尿道留置カテーテルの自己抜去の例では，カテーテルに欠損がないか否かを確認して，欠損が疑われたら画像診断などで確認して早い時期に除去する[6]．

5）外性器の異物

　陰茎増大や性感改善の目的で，また神経症などの精神疾患による衝動的行為で，自ら外性器に異物を注入または刺入することがある．流動性異物としてはワセリン，シリコン，パラフィンやオルガーノンなどの流動性異物があり，硬性異物としては歯ブラシの柄や針がある．注入された異物は，感染をひき起こしたり異物反応によって腫瘤を形成し硬結，勃起障害，潰瘍形成，疼痛や排尿困難で受診することが少なくない[7]．急性期は感染のコントロールが主であるが，広範囲なデブリドメントや皮膚移植を伴う形成も必要とあることが多く，形成外科の協力

も必要となる．

診察・検査の前にすべきこと

外尿道口から異物が出ていれば診断は容易である．
特に男性では膀胱炎はきわめて稀なので，排尿痛や残尿感などの膀胱刺激症状を訴えたり，病歴聴取に対して受け答えが不自然と思われる場合は，尿道膀胱異物の可能性も考慮して，患者が話しやすい雰囲気の中で問診を進める．

身体所見・症状の評価

排尿痛，**残尿感**，**排尿困難**，**肉眼的血尿**，**尿道出血**や**膿尿**などを認める．外尿道口から異物が出ていれば一目で診断は可能であるが，尿道内や膀胱内に異物が迷入している場合は，**尿道の触診**で異物を探索する．陰茎や会陰部の腫脹，発赤や疼痛の有無をチェックし**穿孔**や**感染**の可能性を探る．硬性異物では，腹痛や反跳痛があれば，膀胱を穿孔して**腹膜炎**を合併している可能性がある．

問診のポイント・患者対応

患者の**羞恥心**や**自尊心**に配慮して対応する．膀胱に炎症を起こしており，その原因として異物が関与しているので除去する必要があること，麻酔下に除去を行うに際しては全身状態のチェックが必要であることを説明する．未成年者の場合でも，羞恥心や自尊心に十分に配慮して保護者に状況を説明する．**精神科へ紹介**が必要か否かも検討する．

行うべき検査と検査所見

検尿では**膿尿**であることが多い．尿道膀胱異物の可能性があれば，**画像診断**で確認する．X線透過性で写らない異物もあるので，**超音波検査**や**CT検査**も考慮する．超音波検査はベッドサイドで手軽に行えるので，膀胱内異物の確認に便利である．画像診断で異物の形状を把握し，経尿道的操作で摘除が可能か，膀胱や尿道を切開して摘除すべきかを判断する．身体所見で腹腔内への穿孔や尿路外への穿孔が疑われる場合は，腸管損傷や血管損傷の可能性も考慮して，**造影CT検査**などを行う．

患者への説明・予防対策

本人への説明としては異物が尿道や膀胱に存在していること，異物によって起こっている症状と今後異物によって起こり得る出血や感染などの有害な事象について話して，異物除去の必要性や方法について説明する．**摘除**については経尿道的に摘除が可能と思われても，状況によっては**膀胱切開**や**尿道切開**が必要になることも話しておく．精神的疾患がすでにある場合や疑われる場合は精神科への相談についても説明する．状況に応じて家族を交えて説明を行う．

予防対策としては尿道膀胱異物の危険性を十分に説明するとともに，精神的疾患があれば精神科医と連携して再発防止を検討する．

陰茎に装着された"コックリング"①

勃起力持続のために装着された"コックリング"が，長時間放置されたために抜去困難となり，陰茎が壊死して搬送された．大型のワイヤカッターで切断して抜去した．

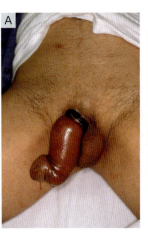
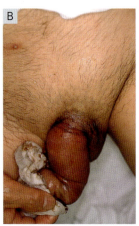
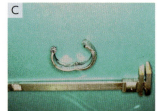

第9章 泌尿器

B 各論：除去手技の実際

1. 膀胱異物

新垣義孝

 稀ではあるが，異物によって膀胱穿孔することがあるので見逃さないように注意する．それ以外では，排尿ができていれば緊急性はないが泌尿器科へのコンサルテーションは必要．
膀胱異物では経尿道的操作で異物鉗子などで膀胱壁を損傷すると出血して視野が妨げられ操作が困難となるので，十分に視野を確保して慎重に操作すること．経尿道的摘除が困難なら，膀胱高位切開に切り替えること．

経尿道的異物摘除

準備するもの

経尿道的操作に際して：膀胱尿道鏡セット，異物鉗子，キシロカイン®ゼリー（図1）

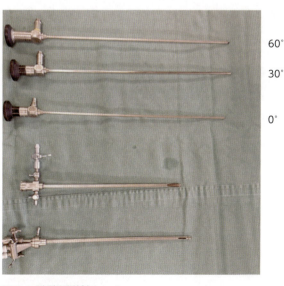

図1 ● 膀胱尿道鏡セット
光学視管は0°，30°，60°があり希望の視野が確保できる

179

手順

1. X線写真やCT検査から異物の状態を把握し，尿路外への穿孔の可能性がないかを判断する．
2. 挿入された異物の形状や性質を考慮して，経尿道的または高位切開にて摘除するか決める．
3. **女性**の場合は，複雑な異物でなければ尿道粘膜麻酔だけで摘除が可能である．
4. **男性**の場合は，腰椎麻酔や全身麻酔が必要となる．患者の羞恥心や術中の精神的負担を考慮すると，全身麻酔が好ましい．腰椎麻酔で行うときは，鎮静を行う．
5. 載石位にして，外尿道口を中心に消毒してドレーピングする．膀胱尿道鏡に0°の光学視管を装着して尿道内を観察しながら膀胱内に挿入する．
6. 膀胱内を観察して，異物による損傷がないか，異物のどの部位を把持して摘除するかを決める．紐状の物体ならワニ鉗子やバスケットカテーテルで除去する．
7. 絡み付いて固まりとなっている場合は，膀胱内で切断して摘除する[5]．

 画像検査から，どの部位を把持すれば経尿道的に摘除できるかイメージングする．視野を確保するためには，出血させないこと．膀胱粘膜を把持して損傷しないこと．

膀胱高位切開による異物摘除

準備するもの

電気メス，ドレープ，イソジン®消毒液，尿道留置カテーテル，モノフィラメントの吸収糸2-0，開腹用手術セット

手順

1. 麻酔は経尿道的異物摘除術に準ずる．
2. 仰臥位で電気メスのアース板を設置する．下腹部をイソジン®で消毒する．
3. 臍下から恥骨上縁まで，皮膚切開して，腹直筋白線を同様に切開し，Retius腔から膀胱前壁を露出する．
4. 膀胱前壁に2-0モノクリル糸で支持糸を2本掛けて，間を電気メスで切開する．切離面をアリスクランプで把持し，切開面の出血を電気メスや3-0モノクリル糸で結紮止血する．
5. 膀胱壁を腸ベラや肝臓鈎で圧排し，膀胱内を観察する．
6. 膀胱内の異物を摘除する．

体温計は鉗子などで強く把持すると割れて，水銀が流出することがあり，乾電池は周囲の石灰化を破砕していくと脆弱化した乾電池からアルカリ性の内容物が流出することもあるので，いずれも破砕しないように手指やピンセットで取り出す．

❼切開部を2-0モノクリル糸で縫合閉鎖する．
❽膀胱前腔にドレーンを留置して筋層を1-0シルクで縫合閉鎖する．
❾皮膚をステープラーまたは4-0シルクで縫合閉鎖する．
❿尿道留置カテーテルを留置する．
⓫1週間後に膀胱造影を行い縫合部の溢流がないことを確かめて抜去する．

経尿道的摘除が困難と判断したら躊躇することなく膀胱切開して摘除する．視野の確保のため筋膜は恥骨上縁まで切開する．膀胱内を観察するには膀胱頂部内腔に小ガーゼを挿入してリーバーなどで牽引すると膀胱三角部が展開しやすく異物の状況が把握できる．

うまくいかないとき

膀胱内異物で経尿道的に異物除去が困難と判断したら，**膀胱高位切開**して膀胱内から直視下で異物を除去する．

注意点・リスクマネジメント

- 稀であるが異物による**膀胱穿孔**を見逃さない．
- 異物鉗子で把持するときに出血や穿孔をきたさないように膀胱粘膜を巻き込まないこと．出血したときは内視鏡的電気凝固で止血する．
- 尿道損傷を認めたら，尿道留置カテーテルを2週間留置して尿道周囲からの尿道造影で溢流がないことを確認して抜去する．数カ月後に尿道狭窄が出現することがあるので排尿困難があれば受診するように説明しておく．

症例

Case 1　膀胱異物

60歳男性
主訴：下腹部痛
病歴：1年ほど前に酩酊状態のときに自慰目的で尿道に電池を入れたところ，取り出すこと

ができなくなってしまった．そのとき痛みはあったが，出血はなくそのままにしていた．ずっと症状なく経過していたが，4カ月前から下腹部に間欠的な痛みが出現し，2時間おきの頻尿，排尿時痛が出現した．また尿意時の両下肢の痺れも出現．2カ月前から症状増悪し，食事摂取量も低下．羞恥心から我慢していたが，我慢できなくなったため救急車で来院．

既往歴：特になし

社会歴：15年ほど前に離婚してからは一人暮らし．

喫煙歴：1.5箱を40年間，**飲酒**：たまに

経過：下腹部に圧痛あるも筋性防御，反跳痛はなし．WBC 12,600/μL，CRP 0.47 mg/dL，尿検査にてWBC 100以上/HPF，細菌2（＋），細菌貪食（－）．エコーにて体動に伴い移動する51 mm大の音響陰影（acoustic shadow）伴うストロングエコーを認める．腹部単純X線写真，CT検査にて膀胱内の電池様陰影が確認された（図2，3）．

膀胱内異物とそれに伴う二次性の膀胱炎の診断にてスルバシリン開始．膀胱鏡で膀胱内に異物確認後，腹腔鏡下に経腹的に膀胱頂部を3 cmほど切開して異物を摘除した（図4）．膀胱切開部は連続縫合で閉鎖した．ドレーンは置かずフォーリーカテーテル留置とした．術後12日目に膀胱造影施行し，尿溢流のないことを確認しカテーテルを抜去した．その後，排尿に問題ない．

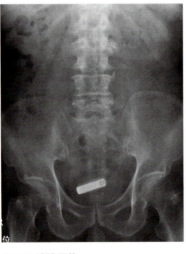

図2● 膀胱異物
腹部単純X線写真．膀胱内の電池様陰影がみられる

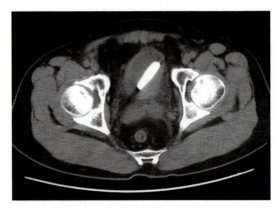

図3● CT検査

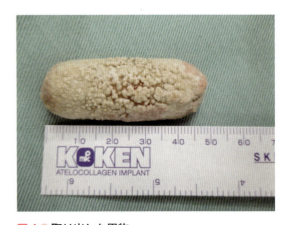

図4● 取り出した異物
電池周囲に石灰沈着していた

第9章 泌尿器

B 各論：除去手技の実際

2. 尿道異物

新垣義孝

 尿道異物では前部尿道内の単純な異物は外来にて摘除可能である．尿道壁に食い込んだり，刺入している場合は手術室での対応となる．

準備するもの

経尿道的操作に際して：膀胱尿道鏡セット，異物鉗子，キシロカイン®ゼリー

手順

1）経尿道的異物摘除

❶腰椎麻酔または全身麻酔をする．腰椎麻酔は，鎮静を行う．
❷載石位にして，外尿道口を中心に消毒してドレーピングする．膀胱尿道鏡に0°の光学視管を装着して尿道内を観察し異物を観察する．
❸異物の形状や性質を考慮して，尿道内操作で摘除可能か膀胱内に戻して把持し直すか判断する．
❹尿道内あるいは膀胱内に戻した異物を経尿道的に引き出せる部分を把持して摘除する．光学視管は0°，30°，60°があるので，操作しやすいのを選択する．

 尿道が十分に拡張するように尿道内に還流液を流しながら視野を確保する．尿道を傷つけない．出血すると視野が確保されず，操作できなくなる．

うまくいかないとき

膀胱側に押しやって高位切開で膀胱側から摘除する．膀胱内に押しやることが困難で経尿道的に摘除困難な場合は尿道切開して摘除する．

異物によっては，キシロカイン®ゼリーによる尿道麻酔で尿道を外部から外尿道口方向に導くようにしごいて摘出する．

注意点・リスクマネジメント

盲目的に鉗子で尿道内をまさぐるようにして異物除去を試みない．尿道粘膜を挟んだり，損傷したりで出血しその後の内視鏡操作の視野の妨げになるばかりでなく，尿の溢流や感染を惹起し，後で尿道狭窄を引き起こす．

尿道膀胱異物により尿道膀胱の損傷で重篤な感染症を引き起こしている場合は，感染症に対する治療を優先させる．尿閉なら膀胱瘻を造設し，感染に対しては必要に応じて，デブリドメントやドレナージを行い，異物除去の時期を検討する．

コンサルトのタイミング

膀胱内異物の場合と尿道異物が外尿道口から出ていても引き出せない場合は無理せずに泌尿器科医に連絡する．

症例

Case 2　尿道異物

19歳男性
主訴：尿道からコードが取れなくなった
既往歴：喘息の疑い，鼻アデノイド手術
社会歴：短期のアルバイトをしている．普段は家の中でパソコンをしていることが多い
現病歴：夜中の2時ごろにコードをどんどん尿道内に挿入していった．異物の挿入は今までも何度かやったことがあるがコードは今回がはじめてで抜けなくなったため救急センターを受診．今までは月に1回程度，綿棒などを挿入していた．
身体所見：5 mm径のコードが尿道から出ている（図1）．引っ張ると抵抗があり，抜けない．
検査結果：X線写真で尿道内にコードが折り重なるように入っている像が見える（図2）．
治療方針：無理やり引っ張ると尿道損傷のリスクがあり，手術室にて異物除去術を施行することとした．腰椎麻酔をかけ，用手的に陰茎から出ているコードを引き抜いた．陰茎より何重にもからまったコードが摘出された．出血は少量．コードが約60 cm挿入されていた（図3）．その後膀胱鏡で尿道損傷の程度を確認し尿道留置カテーテルを留置して終了とした．術後経過は良好で痛みもほとんどなし．尿道留置カテーテルを抜去して退院となった．

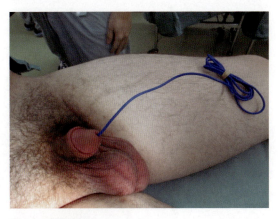

図1 尿道異物
尿道からコードが抜けなくなった

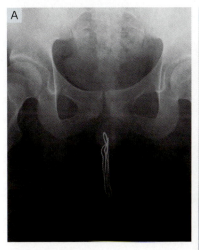
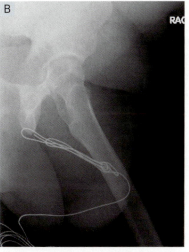

図2 単純X線写真
尿道内でコードが巻き付いている

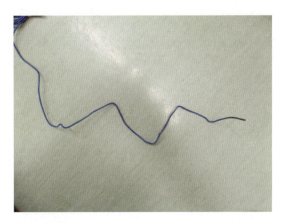

図3 摘除されたコード

Case 3　膀胱尿道異物

40歳男性

主訴：血尿，尿道痛

既往歴：右拇指骨折

現病歴：尿に蛋白が出ているから自分で検査するとのことで自宅で尿道内に針金を挿入した．その後，抜去できず尿道出血と尿道痛があり受診．X線写真で針金状の陰影を認め，腹腔内穿孔の可能性も考えられた（図4）．手術室にて腰椎麻酔下で膀胱尿道鏡で観察すると，尿道よりの抜去は不可能と判断された．開腹することとして，外尿道口部で針金を切断し，膀胱側から異物を除去した．腹腔内への穿孔はなかった．フォーリーカテーテルを留置した．これまでも，何回も異物挿入をくり返していたとのことであった．精神科コンサルトにて，妄想性障害（心気型）および境界知能の疑いと診断された．

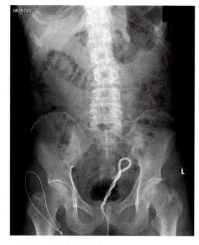

図4　膀胱尿道異物
針金の挿入．外尿道口で針金を切断して膀胱高位切開して摘除した

Case 4　自己導尿カテーテルの断端の残存

74歳男性

既往歴：頸髄損傷，四肢不全麻痺，神経因性膀胱

神経因性膀胱で自己導尿を施行していた．自己導尿施行時に挿入困難あり，挿入を中断して抜去しようとしたら，カテーテルがちぎれて尿道内に残った．キシロカイン®ゼリーを注入後，尿道内の異物を触知し，外尿道口方向へしごいて，外尿道口に出てきたところをピンセットでつまんで摘除した．カテーテルが尿道内で屈曲して抜きにくくなっていたものと思われる（図5）．

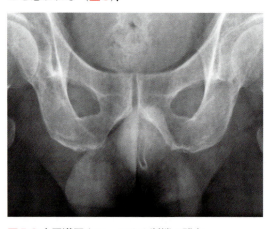

図5　自己導尿カテーテルの断端の残存
カテーテルが尿道内で屈曲して抜きにくくなって，断裂したと思われる

文献

1) 秋山道之進, 他：ぼうこう尿道異物（温度計）の1例 中年男性例. 西日本泌尿器科, 55, 876-879, 1993
2) 森直樹, 他：尿道異物を契機に発症したFournier's gangreneの1例. 泌尿器外科, 18, 1485-1488, 2005
3) 平井健一, 他：経尿道的に摘出しえた膀胱尿道異物の2例. 泌尿器外科, 23, 227-231, 2010
4) 四柳智嗣, 他：約30年前の外科手術に由来すると考えられた尿管異物（絹糸）の1例. 泌尿器外科, 14, 355-358, 2001
5) 大塚保宏, 他：PP-849 TUR-isを用いて経尿道的に摘出可能であった膀胱内異物の一例. 日本泌尿器科学会雑誌, 102, 2011
6) 澤崎晴武, 他：尿道カテーテル自己抜去による膀胱内異物の1例. 西日本泌尿器科, 69, 544-546, 2007
7) 山口耕平, 他：針刺入を繰り返した陰茎内異物の1例. 西日本泌尿器科, 67, 37-39, 2005

陰茎に装着された"コックリング"②

ペットボトルの飲み口の部分に陰茎を挿入していた.
ペンチとカッターを用いて少しずつ切断して除去した.

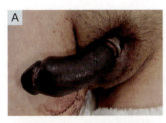
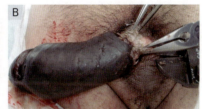
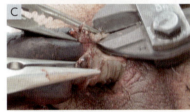
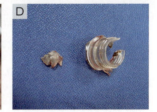

第10章 血管内・心腔内

A 総論

血管内異物の特徴と診察の進め方

佐藤仁思, 岡本洋史

概要

- 血管内異物は非医原性と医原性に分けられるが, 日々の診療で遭遇する血管内異物の多くは**医原性**である. なかでも**中心静脈カテーテル**(以下, **CVCs**)に関連するものが多く, 血管内異物の約半数が処置の最中に起きている.
- 処置中に異物が迷入してしまった場合は, **慌てずに**迷入先を探し, IVR医へコンサルトして, **血管内治療**の準備を始める.
- 極論, CVCs挿入時の迷入や断裂のリスクは広く知られているので, いざというとき慌てないためには, 処置の事前に, 異物迷入や断裂の可能性と, その際の対処法を**本人や家族にあらかじめ説明しておくべき**である.

基礎知識

1) 血管内異物の分類[1]

a) 非医原性
①銃器損傷や爆傷による外傷性の異物混入
②CVポートやIVCフィルター留置患者の外傷による断裂・位置移動
③CVCs挿入患者の計画外抜去による断裂(多くは不穏による)

b) 医原性
①不適切な手技(テクニカルエラー)
②デバイス自体の問題

> **memo** Pinch-off syndrome:鎖骨下静脈にCVポートを挿入された患者で, 鎖骨と第一肋骨ではさまれた際に摩擦でカテーテルが断裂する. CVポート挿入患者の1.5%が断裂の合併症を経験すると報告されており, 断裂した患者の平均留置期間は237日であったとの報告がある[2].

2) 医原性血管内異物の原因となるデバイス

血管内に留置するデバイスはすべて原因になりうる. 特に, ERやICUでよく使用するCVCs

や，多くは緊急時に一時的に鼠径部へ留置されるシース（REBOA：resuscitative endovascular balloon occlusion of the aortaを含む）に関する報告が多い．また，血管内治療の普及により，コイルやステント迷入の報告も近年散見される．
- CVCs断端（CVポート含む）
- ガイドワイヤー
- シース断端
- 末梢静脈/動脈ライン断端
- IVCフィルター
- ペーシングワイヤー
- 機械弁
- 血管内治療で使用したコイル，ステント

身体所見・症状とその評価

血管内異物はどんなときに疑うべきか？

血管内異物を主訴に病院を受診する患者さんはいない．また，血管内異物に特徴的な（感度の高い）身体所見も存在しない．が，以下の知識を知っておく必要がある．
- 異物が手技中にその場でみつかる（テクニカルエラーであることが多い）のは，血管内異物全体の約50％である．残りの50％は，後日，画像を撮った際に，**偶発的**に発見される（デバイスの問題であることが多い）．
- なぜ偶発的にみつかることが多いか？ 血管内異物で，何らかの症状が出現する（症状を訴える）のは，5％程度と報告されており，多くは**無症状**のためである．
- CVポートやIVCフィルターなど，デバイス挿入患者を診察する場合，特に**外傷**で受診されている際は，（外傷による）**血管内異物の位置異常**も，頭の片隅に入れておくべきである．

検査と患者対応・治療の基本

以下の症例とともに解説する．

Case　60代女性・尿路感染による敗血症性ショック患者にCVCs挿入を試みた！

CVCs挿入中に，掴んでいたはずのガイドワイヤーが手元から離れてしまった．あっ！と思ったそのとき，すでに手元にガイドワイヤーはなく，血管内に迷入してしまったようだ．さて，どのように対応していくべきだろうか？
①放置する
②バイタルサインや症状を確認し，迷入したであろう異物を画像検索する
③上級医に報告し，血管外科医をコールする
④上級医に報告し，IVR医をコールする

1) 放置する：×

- CVCs留置患者の**0.5〜3%**に断裂の合併症を認め，CVCs断端を放置すると，約**70%**で深刻な合併症（血栓性血管炎，敗血症，不整脈，肺塞栓/多発肺膿瘍，血管/心筋穿孔，血管閉塞による虚血，心肺停止）が起きると報告されている[3]．また，放置した際の死亡率は，30〜38%にものぼる．
- 後述するが，結果的に放置するという選択肢はありえても，何も検討せずに放置するという選択肢はない．

2) バイタルサインや症状を確認し，迷入したであろう異物を画像検索する：◎

■血管内異物検索のためのツール[4]

- バイタルサインの安定，急性発症の症状がないことを確認し，落ち着いて迷入の可能性を患者に伝え，慌てることなく次のstepへ．
- 早期に合併症が起こることは稀である．万が一，バイタルサインが不安定，致死性不整脈の出現などを認めた場合は，心筋損傷，穿孔，肺塞栓の合併を考慮し，すばやく人を集め，ABC（Airway, Breathing, Circulation）の安定化を最優先させる．
- 次に，正確な病歴を確認する．偶発的にみつかった場合は，**異物の挿入時期，サイズ，形状**を把握し，IVR医へ併せて報告する．
- 既往歴として，特に**先天性心疾患**（特に心房中隔欠損や動脈管開存）の確認を忘れないこと．この場合は，**血管内治療よりも手術を優先することがある**．
- そして，現在どこに異物が迷入しているのかを画像で検索する．近年，画像の第一選択は**CT**である．
- 迷入部位が予測できうるときや透視室での処置中に起きたのであれば，そのまま透視を使って探すか，そのままIVR医に相談してもいいかもしれない．
- しかし，一般的に，断裂したカテーテルは小さく，X線に写りにくいため，X線や透視だけでみつけるのは困難である．また，MRIは，症状などで場所が特定できないと使用できず，金属製の異物の場合は合併症に注意を要する．その他，Digital subtraction angiographyや心臓超音波（右心系）を補助的に用いることがある．

3) 上級医に報告し，血管外科医をコールする：△

結果的に手術が必要になることもあるが，第一選択ではない．

4) 上級医に報告し，IVR医をコールする：◎

■治療の第一選択は，血管内治療！

- 血管内異物に対する血管内治療のはじまりは1964年，Thomasらの報告に遡る．右房に迷入した，断裂したガイドワイヤーを，伏在静脈シースから硬性気管支鏡を挿入して摘出した．
- 以降，1990年代になると，Goose Neck Snareの普及により，劇的に血管内治療の成功率が上昇した．現在では，血管内治療の成功率は，全体で**90%**を超えている．

- 不成功例の多くが，IVCフィルターや長期間（24時間以上）留置されたデバイスであるため，処置中のカテーテル断端やガイドワイヤーに限れば，成功率はさらに高いことが予想される．
- 血管内治療に伴う合併症は**3～5％**と報告されており，鼠径部血腫や不整脈など，その多くは軽度なものである．血管内治療は外科的手術に比べ，格段に合併症が減った．また，血管内異物そのものによる合併症では，**感染症**に注意が必要で，特に24時間を超えた血管内異物や，菌血症の合併を疑う患者では，血液培養に加え，異物を培養提出する．
- 2009年に報告された単施設のCase seriesでは，血管内治療（three dimensional snareを用いて）の所要時間は平均35分で，血管内治療成功は95.5％（21/22例）であった．

予備知識

血管内異物に関してまとまった文献は多くないが，**参考となる**論文を2つ紹介する．a）で全体像を把握し，b）で詳細を把握していただきたい．

a）文献5：Lawrence PF, et al：J Vasc Surg, 2013

2000年から2012年までに報告された医原性血管内異物のReview．5例以上のCase series 19本（574例）と，Case report 115本（127例）をまとめている．

- Case seriesでは，血管内異物の内，82％（472/574例）がカテーテル断端で，次いでガイドワイヤーとペーシングワイヤーが8.3％（48/574例）を占めた．全体の5.6％で何らかの症状を認めた．37％が後日，他の理由で画像を撮像した時に偶発的に血管内異物が確認された．血管内治療成功率は94％で，血管内治療に加え低侵襲手術（皮膚小切開およびカットダウン）を要したのが1.6％，残りの4％が低侵襲アプローチ（血管内治療と低侵襲手術）では摘出できなかった．また，血管内治療の多くが，snare単独で摘出できており，摘出できた内の8.7％が，2種類以上の摘出法（snare＋α/basket or curved catheter or forceps）を要した．
- Case reportでは，全体の34％で症状を認めた．血管内治療成功率は86％で，残りの14％は外科的手術を要した．手術を要した18例（14％）のうち，心房中隔欠損や動脈管開存を有した患者が11例，IVCフィルターの位置異常が4例であった．また，IVCフィルターの位置異常は，他の血管内異物と比べ，症状が出やすい傾向がみられた．
- "publication bias"を考慮しても，血管内治療は安全かつ有効で，第一選択の治療である．と著者らは結論づけている．

b）文献6：Carroll MI, et al：J Vasc Surg, 2013

単施設で，2005年から2010年の血管内異物27例をretrospectiveに解析し報告した．

- 異物の内訳は，13例が断裂したカテーテル，6例がガイドワイヤー，5例がIVCフィルター，2例がステント，1例が断裂したシースであった．
- 原因は，デバイスの断裂が16例，テクニカルエラーが6例（うち4例はCVCs挿入時のガイドワイヤー迷入），位置移動が4例，不適切なデバイス留置が1例であった．

- 異物の迷入部位は，8例が**大静脈内**，8例が**末梢静脈**，5例が**末梢動脈**，5例が**右心系**，3例が**肺動脈**，1例が冠動脈，1例が肝静脈，1例が軟部組織に隣接していた．
  ※画像検索時（CT）には上記を参考にしたい．
- 手技中にその場で気付いて摘出したのは13例（48％）であった．
- 症状を認めたのは6例で，内，1例が心筋梗塞に伴う胸痛（IVCフィルター），1例は後腹膜血腫による側腹部痛（ガイドワイヤー），2例は軽症外傷に伴う漠然とした腹痛（IVCフィルター），1例は上腕部腫脹（PICCカテーテル），1例は動脈ラインの機能不全/フラッシュできない（動脈ライン）であった．
- 血管内治療を行った24例のうち，19例（79％）で血管内治療単独で成功．2例はカットダウン追加を要した．残りの3例は血管内治療で摘出できず，手術のリスクを考慮し，そのまま残すこととした．
- 早期合併症は認めず，30日生存率は100％であったが，1例（血管内治療で摘出できなかった症例）で遅発性に肺塞栓症を合併した．
- 血管内治療不成功で摘出を断念した3例について，血管壁に強固に接着し安定した異物は，大きな合併症を引き起こすことは少なく，**無理に手術で摘出せず残しておくことも1つの選択肢である**，と著者らは述べている．

まとめ

いざというとき困らないために，今からできる以下2点を強調し，まとめとする．
①血管内異物を発生しうる処置を行う際には，事前に，リスクと起きてしまった場合の対処法を本人や家人に説明する．
②参考となる文献は少ないが，現状の知識を整理し，起こった場合に備えて準備しておく．

文献

1) Cabot RC, et al: Case 11-2014: A man with traumatic injuries after a bomb explosion at the Boston marathon. N Engl J Med, 370: 1441-1451, 2014
2) Bonvini RF, et al: Percutaneous retrieval of intravascular and intracardiac foreign bodies with a dedicated three-dimensional snare. Catheterization and Cardiovascular Interventions, 74: 939-945, 2009
3) Kusminisky RE: Complications of Central Venous Catheterization. J Am Coll Surg, 204: 681-696, 2007
4) Floridi C, et al: Intravascular foreign bodies: What the radiologist needs to know. Semin Ultrasound CT MRI, 36: 73-79, 2014
5) Lawrence PF, et al: Retrieval of iatrogenic intravascular foreign bodies. J Vasc Surg, 57: 276-281, 2013
6) Carroll MI, et al: Endovascular foreign body retrieval. J Vasc Surg, 57: 459-463, 2013

第10章 血管内・心腔内

B 各論

除去手技の実際

佐藤仁思, 岡本洋史

> **Point** 実際に回収することはない非IVR医にとっても, どのようなデバイスを用いて回収しているのか, どのような手法で回収しているのか, を知ることは興味深い. 以下, 簡単に紹介する.

血管内治療のデバイス

- 血管内異物摘出のデバイスには, 最も頻用されている**ループスネア**（Goose Neckやthree dimensional）をはじめ, 結石除去用バスケットやアリゲータ鉗子などが使用される（図1, 2）. また, 小さいバルーンカテーテルやガイドワイヤーを使用した摘出法もあり（図3）, **異物の形状や位置**に応じて, 最良のデバイスおよび摘出法をIVR医が選択する.
- 血管内治療症例の8〜25％で, はじめに選択した摘出法と別の摘出法を必要とするため, 摘出法は1つだけでなく, 代替案としてさまざまな摘出法を知っておく必要がある[1].

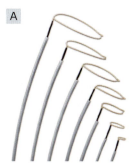
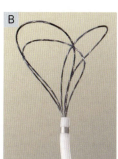
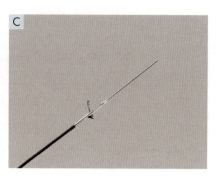

図1 各種デバイスの紹介
A）アンプラッツ グース ネック スネア（コヴィディエン ジャパン株式会社）
B）エン スネア システム（シーマン株式会社）
C）Vascular Retrieval Forceps（Cook Medical社）

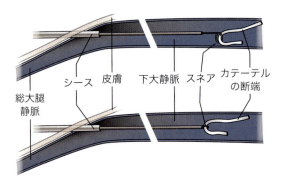

図2● スネアを使用した摘出法
文献2を参考に作製

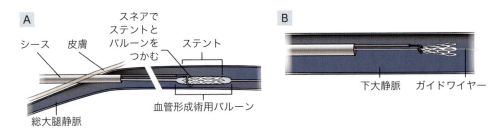

図3● スネアと小さいバルーンカテーテル（A），ガイドワイヤー（B）を組み合わせた摘出法
文献2を参考に作製

症例

最後に，実際の症例を紹介する．

Case

90代女性，他院で肺炎入院加療中．CVポート入れ替え操作時に，カテーテルが迷入し救急受診．バイタルサインおよびABCは安定している．単純CTにて迷入先が，下大静脈内（副肝静脈）にあることを確認（図4）し，IVR医に血管内治療を依頼．本症例では，右内頸静脈にシースを留置し，スネアを用いて回収した．

文献

1) Woodhouse JB, et al: Techniques for Intravascular Foreign Body retrieval. Cardiovasc Intervent radiol, 36: 888-897, 2013
2) Radiology Key Chapter107: Foreign Body Retriev（http://radiologykey.com/foreign-body-retrieval/）

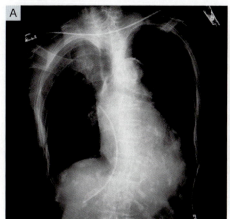
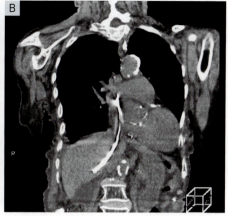
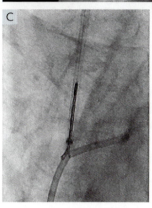

図4 ● カテーテルが下大静脈に迷入した例

血管内に迷入したCVカテーテル

　CVカテーテル抜去時に誤って切断したため，カテーテルの先端部分がSVC内に迷入した例．ループカテで捕捉して抜去に成功した（写真A）．写真Bは"復元図"である．同様の症例の透視画像（写真C）では，先端は右室内にある．写真Dは摘出したカテーテルである．

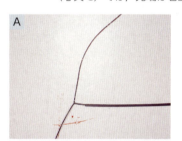
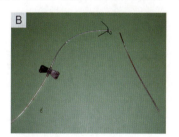
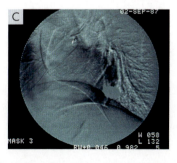
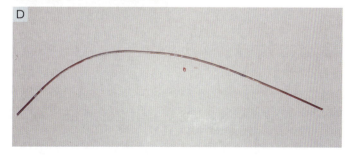

第10章　血管内・心腔内

索 引

数字・欧文

2チャンネル型内視鏡	30
*Aeromonas*属	93
CT検査	80
CVポート	189
ERG	147
Golden time	78
Goose Neck Snare	190
Holzknecht徴候	60
IUD (intrauterine device)	163
IVCフィルター	189
MRI検査	81
Pinch-off syndrome	188
PTP (press through package)	41
rust ring	150
TSS (toxic shock syndrome)	165
X線透過性異物	40
X線不透過性異物	41

和 文

あ行

アイ（鈎元）	92
握雪感	78
アルカリ電池	38
胃	13
易感染状態	79
糸引き抜き法	92, 94
異物の存在部位	12
異物の迷入部位	192
咽頭異物	65
鋭的異物	12, 20, 29, 37
会陰部出血	172
エコーガイド下	89
嚥下	57
嚥下運動	57
大きな異物	20
オーバーチューブ	30

か行

外性器の異物	176
下気道異物	70
拡大耳鏡	117
角膜異物	143, 150
画像検査	21
画像診断	177
下大静脈内	194
活動性の出血	107
下鼻甲介	131
下鼻道	134
眼窩内異物	144
眼球内異物	144
感染症	191
貫通法	93
乾電池	181
眼内異物	146, 155
眼内異物摘出	156
眼内内視鏡	159
眼表面異物	145, 150
気管支内異物	70
気管支ファイバースコープ	71
気管内異物	70
義歯	37, 41, 43, 66
気道異物	54
魚骨	38, 39, 66, 109
緊急気管切開	67
筋骨格系の異物	101
金属性異物	110
駆血	105
クスコ膣鏡	45
クラスプ	66
経口的異物	10
経肛門的異物	10
経肛門的摘出	45
経尿道的異物摘除	178, 183
経尿道的操作	179
経毛様体扁平部硝子体手術	157
血管内治療	188
血管内治療不成功	192
楔状切除	97, 98

索 引

結膜異物 …………………………… 142, 150
顕微鏡 ……………………………… 117, 120
誤飲 ………………………………………… 10
誤飲防止チェッカー ……………………… 17
硬貨 ………………………………………… 37
高吸水性樹脂製品 ………………………… 11
抗菌点眼薬 ……………………………… 160
抗菌薬点眼 ……………………………… 153
口腔内異物 ……………………………… 65
硬性異物 ………………………………… 176
硬性気管支鏡 …………………………… 71
硬性鏡 …………………………………… 132
後鼻孔 …………………………… 131, 134
肛門機能障害 …………………………… 49
肛門裂傷 ………………………………… 48
誤嚥 ………………………………… 54, 57
呼吸器異物 ……………………………… 54
誤食 ……………………………………… 54
骨髄炎 …………………………………… 102
骨内異物 ………………………………… 106
鼓膜 ……………………………………… 120
鼓膜損傷 ………………………………… 127
コンドーム ……………………………… 161

さ行

細隙灯顕微鏡検査 ……………………… 147
坐骨神経麻痺 …………………………… 49
三次元CT画像 ………………………… 87
子宮内避妊具 …………………………… 163
止血用材料セット ……………………… 135
耳垢除去用鉗子 ………………………… 120
自己導尿 ………………………………… 186
自己排尿困難 …………………………… 49
磁石 ……………………………………… 43
児頭吸引器 ……………………………… 45
耳内異物 ………………………………… 114
刺入口 …………………………………… 88
ジャイアントマグネット ……………… 157
縦隔炎 …………………………………… 16
出血 ……………………………………… 24
消化管異物 ……………………………… 54
上顎洞 …………………………………… 139
上顎洞炎 ………………………………… 139
耳用吸引管 ……………………………… 120
硝子体マグネット ……………………… 157

小腸内視鏡 ……………………………… 42
耳用剥離子 ……………………………… 120
上鼻甲介 ………………………………… 131
耳用微小麦粒鉗子 ………………… 120, 124
上鼻道 …………………………………… 134
上部消化管 ……………………………… 13
食道 ……………………………………… 13
視力 ……………………………………… 146
磁力 ……………………………………… 12
腎盂内異物 ……………………………… 175
神経症状 ………………………………… 102
深部外耳道 ……………………………… 120
水晶体異物 ……………………………… 157
精神科 …………………………………… 177
精神科コンサルト ……………………… 186
性的虐待 ………………………………… 161
洗眼 ……………………………………… 151
穿孔 ………………………………… 31, 180
仙骨硬膜外麻酔 ………………………… 47
先端透明フード ………………………… 30
先天性心疾患 …………………………… 190
前房内異物 ……………………………… 156
総入れ歯 ………………………………… 43
爪下異物 …………………………… 76, 97, 98
総鼻道 ……………………………… 131, 134
爪母 ……………………………………… 99

た行

体温計 …………………………………… 181
帯下 ………………………………… 161, 171
タンポン …………………………… 161, 170
チェックリスト ………………………… 15
腟炎 ……………………………………… 161
腟鏡 ……………………………………… 167
窒息 ……………………………………… 54
腟内異物 …………………………… 161, 167
中心静脈カテーテル …………………… 188
中毒性ショック症候群 ………………… 165
中鼻甲介 ………………………………… 131
中鼻道 …………………………………… 134
腸管穿孔 ………………………………… 48
長尺物 …………………………………… 12
腸閉塞 …………………………………… 16
チョークサイン ………………………… 55
直腸異物 ………………………………… 45

鎮静	21
爪の楔状切除	98
釣り針	76, 91
点眼麻酔薬	145
電気凝固装置	135
電子内視鏡	117
電池	38
透視装置	106
撓性ファイバースコープ	132
動脈損傷	102
毒性	20
鈍的異物	29, 38

な行

内視鏡検査	132
内視鏡的摘出	47
軟X線撮影	79
軟性気管支鏡	70
二次損傷	105
乳幼児	10
尿管異物	175
尿道異物	183
尿道切開	178
尿道損傷	184
尿道膀胱異物	174
尿道麻酔	184
粘膜損傷	24

は行

バーブ（返し）	92, 93
ハイムリック法	62
麦粒鉗子	45
破傷風	78, 81, 86
破傷風トキソイド	81, 86, 101
破傷風発症	89
破傷風ヒト免疫グロブリン	86
バブコック鉗子	45
針	37
ハンド式マイクロモーターチャック	152
ピーナッツ	54
皮下異物	76, 77, 88
鼻鏡検査	132
鼻腔底部	140
鼻前庭	131, 134

鼻中隔	131
鼻内異物	130
鼻内前処置セット	136
ピンセット	120
副肝静脈	194
腹膜炎	14, 16, 39
腹腔内穿孔	186
フルオレセイン染色	147, 154
ヘアピン	37
閉塞症状	14
ペッサリー	161
ポイント（針先）	92, 93
膀胱異物	174, 181
膀胱高位切開	179, 180
膀胱切開	178, 181
膀胱穿孔	179
膀胱造影	182
膀胱内異物	182
膀胱尿道異物	186
棒状異物	29
膨張性	12
保護眼鏡	149
ボタン電池	13

ま行

埋伏針	76, 77, 85, 90, 91
マギール鉗子	45
ミオームボーラー	45
無血野	87
虫異物	114
網膜電図	147
木片異物	85

や行

有毒性	12
腰椎麻酔	184

ら行

ラリンジアルマスク	71
リチウム電池	38
流動性異物	176
両眼視拡大耳鏡	119, 120
ルーペスネア	193
裂創	31

● 編者プロフィール

千代孝夫（Takao Chishiro）

野崎徳洲会病院 救急科 救急センター長

読者へのメッセージ

　私は，関西医大高度救命センターで20年間，日赤和歌山高度救命センターで16年間勤務した生粋の救急医です．現在でも毎日臨床の最前線にいます．経験数は誰にも負けない"古狸"です．

　そんななかで，救急で大切だと思うことは，「患者を診ないで断るな＝救急患者は全例応需」の信念です．また，やるべき責務としては，救急医療では多い「過去の常識のウソを仲間に伝えること」と「知り得た知識の伝道」と考えています．

　前者では，「小児のタバコ誤食は胃洗浄」，「過換気症候群には紙袋再呼吸」，「CT検査はショックを改善してから」，「緊張性気胸は画像を待たずに穿刺」，「CO中毒の治療は高気圧酸素が必須」等々の見直しを行いました．後者では，例えば，初めて電撃性紫斑病を見たときは「ナニコレ？」でしたが，症例を重ねるにつれ，「ホッホー」から「コレコレ」になり，最後は「承知の助」になります．このような経験にもとづく知識を，学会発表や，論文，書籍の出版で，共有，裨益することに努めました．本書もその一助になればとの思いでつくりました．

　金言集もたくさんあります．曰く，「痛くない骨折はない」，「精神的な疾患とするのは，すべての肉体的疾患を否定してから」，「救急に不思議なことは1つもない」，「何か頼まれたとき，受ける気なら即時"はい"だけ言え」．ところで，私の趣味は美味探求ですが，このなかでの金言は「二度と行かない店を見つけるのは簡単だ」です．

この一冊で全身攻略！　救急での異物除去

2016年11月20日　第1刷発行

編　集	千代孝夫
発行人	一戸裕子
発行所	株式会社 羊　土　社
	〒101-0052
	東京都千代田区神田小川町2-5-1
	TEL　03（5282）1211
	FAX　03（5282）1212
	E-mail　eigyo@yodosha.co.jp
	URL　www.yodosha.co.jp/
装　幀	関原直子
印刷所	三報社印刷株式会社

© YODOSHA CO., LTD. 2016
Printed in Japan

ISBN978-4-7581-1798-2

本書に掲載する著作物の複製権，上映権，譲渡権，公衆送信権（送信可能化権を含む）は（株）羊土社が保有します．
本書を無断で複製する行為（コピー，スキャン，デジタルデータ化など）は，著作権法上での限られた例外（「私的使用のための複製」など）を除き禁じられています．研究活動，診療を含み業務上使用する目的で上記の行為を行うことは大学，病院，企業などにおける内部的な利用であっても，私的使用には該当せず，違法です．また私的使用のためであっても，代行業者等の第三者に依頼して上記の行為を行うことは違法となります．

JCOPY ＜（社）出版者著作権管理機構 委託出版物＞
本書の無断複写は著作権法上での例外を除き禁じられています．複写される場合は，そのつど事前に，（社）出版者著作権管理機構（TEL 03-3513-6969, FAX 03-3513-6979, e-mail：info@jcopy.or.jp）の許諾を得てください．

羊土社のオススメ書籍

研修医に絶対必要な
器具・器械がわかる本。
使い方と使い分けマスターガイド

野村 悠，田中 拓，箕輪良行／編

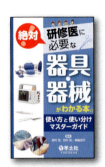

同じような器具だけど，どう違う？どう使う？日常診療，救急，手術の現場でよく使う器具の特徴や，意外と知らない同じ用途の器具同士の違いと使い分けがよくわかる！研修医の手技上達の近道となる1冊！

- 定価（本体2,900円＋税）　■ B6変型判
- 237頁　■ ISBN 978-4-7581-1775-3

研修医のための
見える・わかる外科手術
「どんな手術？　何をするの？」基本と手順がイラスト300点でイメージできる

畑 啓昭／編

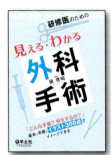

研修で出会いうる50の外科手術について，初期研修医向けに解説した1冊！所要時間・出血量などの基本情報や手術の手順を，イラストを用いて噛みくだいて解説．これを読めば，手術がイメージできるようになる！

- 定価（本体4,200円＋税）　■ A5判
- 367頁　■ ISBN 978-4-7581-1780-7

レジデントノート増刊 Vol.18 No.11
外傷の診かた
重症でも軽症でも迷わず動ける！

田中 拓／編

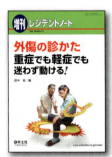

救急外来でよく出会う外傷の診かたについて，重症も軽症もまとめて解説．重症時の動き方と考え方，隠れた重症を見逃さないコツ，軽症時に必要な手技，コンサルトのタイミング，など診療現場で必ず役立つポイントが満載！

- 定価（本体4,500円＋税）　■ B5判
- 244頁　■ ISBN 978-4-7581-1576-6

あらゆる場面で使える
鎮静・鎮痛Q&A96

安宅一晃／編

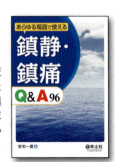

内視鏡検査室やカテーテル検査室から歯科や小児の検査にいたるまで，あらゆる場面で必要な鎮静・鎮痛の基本が身につく！臨床の現場でよくある悩みや知りたいことをQ＆A形式でズバリ解説，実践で役立つ入門書！

- 定価（本体4,500円＋税）　■ A5判
- 254頁　■ ISBN 978-4-7581-1117-1

発行　羊土社 YODOSHA
〒101-0052　東京都千代田区神田小川町2-5-1　TEL 03(5282)1211　FAX 03(5282)1212
E-mail：eigyo@yodosha.co.jp
URL：www.yodosha.co.jp/

ご注文は最寄りの書店，または小社営業部まで